G. Gross-Selbeck

Herausgeber

Das anfallskranke Kind

Das anfallskranke Kind

herausgegeben von Gunter Gross-Selbeck

mit Beiträgen von

H.-E. Boenigk
H. Doose
G. Gross-Selbeck
D. Karch
R. Kruse
H.-M. Weinmann

edition m + p dr. werner rudat & Co. · Hamburg

Gesamtherstellung: VOGEL-DRUCK WÜRZBURG, 8700 Würzburg

ISBN 3-922 326-22-6

Autoren

Dr. H.-E. Boenigk
Leitender Arzt im Epilepsie-Zentrum Bethel
Klinik für Anfallskranke Mara I
Maraweg 21
4800 Bielefeld 13

Prof. Dr. H. Doose
Direktor der Neuropädiatrischen Abteilung
der Universitäts-Kinderklinik
Schwanenweg 20
2300 Kiel 1

Priv.-Doz. Dr. G. Gross-Selbeck
Chefarzt des Kinderneurologischen Zentrums
der Kliniken der Landeshauptstadt Düsseldorf
Krankenhaus Gerresheim
Gräulinger Str. 120
4000 Düsseldorf 12

Priv.-Doz. Dr. D. Karch
Oberarzt der Universitäts-Kinderklinik
Moorenstr. 5
4000 Düsseldorf 1

Prof. Dr. R. Kruse
Leitender Arzt am Südwestdeutschen Epilepsiezentrum Kork
7640 Kehl-Kork

Prof. Dr. H.-M. Weinmann
Kommissarischer Direktor der Kinderklinik
der Technischen Hochschule der Universität
Kölner Platz 1
8000 München 23

Inhalt

Vorwort

Etwa 5% aller Menschen erleiden mindestens einmal im Leben einen cerebralen Anfall. Überwiegend handelt es sich dabei um Gelegenheitskrämpfe, meistens Grand mal-Anfälle, die im Rahmen verschiedener Erkrankungen des Gesamtorganismus bzw. des Zentralnervensystems auftreten können. Die qualifizierte Behandlung jedes Anfallsgeschehens und die entsprechende Beratung des Patienten bzw. seiner Eltern wird in der Regel das Auftreten weiterer Anfälle und somit die Gefahr, daß sich daraus ein chronisch-rezidivierendes Anfallsleiden, also eine Epilepsie, entwickelt, verhindern können.

Mit einer Morbidität von 0,5 – 0,7% gehört die Epilepsie heute dennoch zu den häufigsten chronischen Krankheiten. In der Mehrzahl der Fälle beginnt die Erkrankung im Kindes- und Jugendlichen-Alter. Gerade in den beiden letzten Jahrzehnten sind in der Diagnostik und Therapie der Epilepsie große Fortschritte erzielt worden. Bei Ausschöpfung aller derzeit zur Verfügung stehenden Möglichkeiten können heute 60 – 70% der Anfallskranken auf Dauer von ihren Anfällen befreit werden. Voraussetzung für eine sachgerechte Behandlung ist jedoch die genaue Kenntnis der verschiedenen Epilepsieformen, ihrer Pathogenese und Prognose sowie des für jede einzelne Epilepsieform in Betracht kommenden Medikaments.

Die ständigen Bemühungen um Fragen der Terminologie und Klassifikation epileptischer Anfälle haben erst kürzlich dazu geführt, daß im Rahmen des Kongresses der Internationalen Liga gegen Epilepsie in Kyoto/Japan ein neues Klassifikationsschema vorgestellt und verabschiedet wurde. Diese neue Klassifikation basiert im wesentlichen auf der in letzter Zeit erheblich verbesserten Dokumentationstechnik mit Hilfe der Simultan-Doppelbildaufzeichnung, der Telemetrie und der Möglichkeiten der EEG-Langzeitregistrierung. Die genaue Klassifikation des jeweiligen Anfallstyps ist entscheidend für die richtige Behandlung der Epilepsie. Jedoch nicht nur das, sie ist ebenso Voraussetzung für die Beratung des Patienten, z.B. bezüglich der Prognose seines Anfallsleidens oder in genetischen Fragen.

Was die Therapie epileptischer Anfälle anbetrifft, so fanden in vergangenen Jahren vor allem pharmakokinetische Erkenntnisse zunehmend Eingang in die Klinik. Besonders die Möglichkeit zur Messung der Serumspiegel, die heute für fast alle Antikonvulsiva zu einer Routinemethode geworden ist, eröffnete neue Perspektiven für das therapeutische Vorgehen. Erinnert sei auch an den gewaltigen Fortschritt, den die Einführung der Valproinsäure Anfang der 70er Jahre in Deutschland für die Behandlung zahlreicher anfallskranker Patienten gebracht hat.

Nicht zuletzt gilt das zunehmende Interesse auch der Bewältigung sozialer und rehabilitativer Probleme. Hierzu gehört ganz besonders der Abbau von Vorurteilen, denen sich der Anfallskranke in unserer Gesellschaft nach wie vor gegenübersieht, die jedoch in heutiger Zeit in keiner Weise mehr berechtigt sind. Dies wird nur möglich sein durch Aufklärung auf breitester Ebene, zu der alle beitragen können.

Die Veröffentlichung der in diesem Büchlein enthaltenen Beiträge erfolgt vor allem auf Wunsch zahlreicher Kollegen, die Teilnehmer der im Herbst 1981 in Düsseldorf durchgeführten Fortbildungsveranstaltung mit gleichem Thema waren.

Die Drucklegung wurde ermöglicht durch finanzielle Unterstützung der Firma Labaz, der hiermit herzlich gedankt sei.

Dank gebührt ebenfalls allen Autoren, die sich spontan bereiterklärten, ihre Manuskripte für den Abdruck entsprechend zu überarbeiten, sowie dem Verlag für die sorgfältige Gestaltung der Broschüre.

Düsseldorf, im Sommer 1982 G. Groß-Selbeck

Klassifikation cerebraler Anfälle und Einteilung der Epilepsien im Kindesalter

H.-M. Weinmann

Durch die raschen Fortschritte in der Diagnostik und Therapie epileptischer Erkrankungen ergab sich die Notwendigkeit, die einzelnen Anfallsformen zu klassifizieren und eine Einteilung der verschiedenen Epilepsien vorzunehmen. Während GOWERS (1931) „Grand mal", „Petit mal" und „hysteroide" Formen unterschieden hatte, war es JACKSON, der in den 30er Jahren eine Unterteilung in generalisierte und partielle Anfälle vorschlug, die jedoch lange Zeit keine allgemeine Anwendung fand. Die im Jahre 1969 von GASTAUT vorgeschlagene Einteilung der epileptischen Anfälle und Klassifikation der Epilepsien hatte zum Ziel, möglichst viele Epilepsieformen systematisch zu erfassen und damit eine bessere Vergleichbarkeit der Wirkung von Antikonvulsiva zu erreichen sowie eine Basis für geographische und soziologische Studien zu schaffen. Voraussetzung für die sinnvolle Anwendung der neuen Klassifikation war die exakte Trennung der Begriffe „Epilepsie" und „epileptischer Anfall": Während unter „Epilepsie" eine chronische cerebrale Funktionsstörung unterschiedlicher Ätiologie zu verstehen ist, die durch rezidivierende Anfälle charakterisiert ist, stellt der einzelne „epileptische Anfall" das am Patienten zu beobachtende aktuelle klinische Geschehen dar; er ist eine plötzlich einsetzende transitorische Störung infolge einer vorübergehenden, totalen oder partiellen Funktionsstörung des Gehirns, die mit motorischen, sensorischen, autonomen oder psychischen Erscheinungen einhergeht. Bei richtiger Anwendung der beiden Begriffe erwies sich diese (in den folgenden 10 Jahren mehrfach verbesserte) Einteilung der Epilepsien als logisch, sinnvoll und vor allem für die internationale Verständigung und Vergleichbarkeit recht brauchbar.

Das Hauptaugenmerk der Klassifikation von 1969 war darauf gerichtet, zwischen generalisierten Epilepsien mit Hinweisen auf eine zugrundeliegende zerebrale Störung und solchen ohne ätiologische Klärung zu unterscheiden (generalisierte sekundäre E., was den sogenannten symptomatischen E. entspricht, und generalisierte primäre, d.h. Epilepsien ohne erkennbare Ursache). In Kontrast dazu standen die partiellen (fokalen, lokalen) Epilepsien. Die Einteilung erfolgte nach

1. dem klinischen Anfallstyp,
2. der elektroenzephalographischen Typisierung im Anfall,
3. EEG-Veränderungen im Intervall,
4. zugrundeliegenden anatomischen Veränderungen,
5. der Ätiologie und
6. dem Alter der Patienten.

Vor allem aufgrund der in den letzten Jahren verfeinerten Methoden zur Dokumentation von Anfällen durch Langzeit-Ableitungen und den Gebrauch von Video-Aufzeichnungen wurde 1981 eine Modifikation der Anfallsklassifikation vorgeschlagen. Die neue Einteilung berücksichtigt nur noch

1. den klinisch zu beobachtenden Anfallstyp,
2. das Anfalls-EEG und
3. das EEG im Intervall.

Es handelt sich hierbei also vor allem um eine Präzisierung der Beschreibung des einzelnen Anfalls; die Einteilung der Epilepsie wird davon nicht unmittelbar berührt. Anatomisches Substrat, Ätiologie und Altersfaktoren werden nicht mehr – wie noch 1969 – berücksichtigt, da sie vorwiegend auf historischer oder spekulativer Information beruhen. Im neuen Klassifikationsvorschlag wird also größter Wert auf eine exakte Anfallsbeobachtung gelegt. Mit der weiteren Vervollkommnung der Aufzeichnungstechnik werden in Zukunft sicherlich noch weitere physiologische Parameter mit in die Beschreibung des Anfallsgeschehens eingehen.

Ein weiterer wesentlicher Unterschied der neuen Klassifikation betrifft die Unterteilung der partiellen Anfälle in „einfache" und „komplexe" Anfälle in Abhängigkeit vom Fehlen oder Vorhandensein von Bewußtseinsstörungen. Von EVANS (1972) wird der Begriff „Bewußtsein" definiert als die integrierende Aktivität, durch welche ein Mensch die Gesamtheit seines phänomenologischen Umfeldes erfaßt und sie in seine Erfahrung einbringt. Bewußtsein ist wesentlich mehr als Vigilanz (Vigilanz stellt einen Grad von „Klarheit" dar; Vigilanzstörungen sind also gemäß vorstehender Definition Verwirrtheitszustände).

Im Kontext dieser Klassifikation bezieht sich Bewußtsein auf den Grad der Wahrnehmungsfähigkeit (Awareness) und/oder die Fähigkeit, auf externe Stimuli zu antworten (Responsiveness). Unter Responsivität wird die Fähigkeit des Patienten verstanden, einfachen Aufforderungen nachzukommen oder Willkürbewegungen auszuführen. Wahrnehmungsfähigkeit („Bewußtheit") ist das Vermögen des Patienten, Ereignisse, die während des Anfalls ablaufen, zu erfassen und sich daran zu erinnern. Mit erhaltener Wahrnehmungsfähigkeit wird ein Mensch – trotz fehlender Responsivität im Anfall – nachher in der Lage sein, die Ereignisse zu beschreiben, die sich während des Anfalls zugetragen haben; er wird sich aber auch an seine Unfähigkeit erinnern, sich während des Anfalls durch Bewegungen oder Sprechen mitteilen zu können. In diesem Zusammenhang bedeutet fehlende Responsivität etwas anderes als Paralyse, Aphasie oder Apraxie.

Klassifikation cerebraler Anfälle

I. Partielle (fokale) Anfälle

A. Einfache partielle Anfälle

B. Komplexe partielle Anfälle

1. mit initialer Störung des Bewußtseins
2. Beginn als einfacher partieller Anfall mit nachfolgender Störung des Bewußtseins

C. Partielle Anfälle mit sekundärer Generalisation (Übergang in tonisch-klonische Anfälle = generalized tonic-clonic convulsions = GTC)

1. Entwicklung von generalisierten tonisch-klonischen Anfällen aus einfachen partiellen Anfällen heraus
2. Entwicklung generalisierter tonisch-klonischer Anfälle aus komplexen partiellen Anfällen heraus (einschließlich solcher, die als einfache partielle Anfälle begonnen hatten)

A. <u>Einfache partielle Anfälle</u>
(Bewußtsein nicht eingeschränkt)

1. mit motorischen Zeichen
   a) fokal-motorisch ohne „march"
   b) fokal-motorisch mit „march" (Jackson)
   c) adversiv
   d) postural
   e) phonatorisch (Vokalisation oder Sprechunfähigkeit)

2. mit somatosensorischen oder speziellen sensorischen Symptomen (einfache Halluzinationen wie z.B. Klingelgeräusche, Blitzerscheinungen etc.)
   a) somatosensorisch
   b) visuell
   c) auditorisch
   d) olfaktorisch
   e) gustatorisch
   f) vertiginös

3. mit autonomen Symptomen oder Zeichen
   (einschließlich epigastrischer Sensationen, Blässe, Schweißausbruch, Hautrötung, Gänsehaut und Pupillenerweiterung)

4. mit psychischen Symptomen
   (Störung höherer cerebraler Funktionen)
   Diese Funktionen kommen kaum ohne Störung des Bewußtseins vor und werden im allgemeinen wesentlich häufiger als komplexe partielle Anfälle (s.u.) aufgefaßt

a) dysphasisch
b) dysmnestisch (z.B. déjà-vu)
c) kognitiv (z.B. dreamy states, Störungen des Zeitempfindens)
d) affektiv (Angst, Ärger etc.)
e) Illusionen (z.B. Makropsien)
f) strukturierte Halluzinationen (z.B. Musik, Szenen)

B. Komplexe partielle Anfälle
(mit gestörtem Bewußtsein; sie können gelegentlich mit einfacher Symptomatologie beginnen)
1. Beginn als einfacher Partial-Anfall mit nachfolgender Störung des Bewußtseins
a) mit dem Erscheinungsbild des einfachen Partial-Anfalls (A 1 – A 4; nachfolgend Störung des Bewußtseins)
b) mit Automatismen

2. mit Störung des Bewußtseins von Anfang an
a) mit Störung des Bewußtseins allein
b) mit Automatismen

C. Partielle Anfälle, die sich zu sekundär generalisierten Anfällen entwickeln
(Entwicklung in generalisierte tonisch-klonische, tonische oder klonische Anfälle)
1. einfache partielle Anfälle (A), die sich zu generalisierten Anfällen entwickeln
2. komplexe partielle Anfälle (B), die sich zu generalisierten Anfällen entwickeln
3. einfache partielle Anfälle, die sich zu komplexen partiellen Anfällen entwickeln und dann in generalisierte Anfälle übergehen

II. Generalisierte Anfälle (konvulsiv oder nicht-konvulsiv)

A. 1. Absencen
a) lediglich Störung des Bewußtseins
b) mit milden klonischen Komponenten
c) mit atonischer Komponente
d) mit tonischer Komponente
e) mit Automatismen
f) mit autonomen Komponenten
(b – f können einzeln oder in Kombination vorkommen)

2. Atypische Absencen
Fakultativ:
a) Tonuswechsel, der ausgeprägter ist als in A 1
b) nicht-abrupter Beginn oder Beendigung

B. Myoklonische Anfälle
myoklonische Zuckungen (einzeln oder multipel)

C. Klonische Anfälle

D. Tonische Anfälle

E. Tonisch-klonische Anfälle

F. Atonische Anfälle (astatische Anfälle)
Kombinationen der vorstehend genannten Anfälle können vorkommen. (z.B. B und F, B und D)

III. Unklassifizierbare epileptische Anfälle
Hier sind alle Anfälle enthalten, die aufgrund inadäquater oder inkompletter Daten nicht klassifiziert bzw. nicht in die vorstehend beschriebenen Kategorien eingefügt werden können (z.B. Neugeborenenkrämpfe).

IV. Nachtrag
Wiederholte epileptische Anfälle können unter verschiedenen Umständen auftreten:

1. als Zufallsanfälle, die unerwartet und ohne erkennbare Provokation auftreten

2. als zyklische Anfälle mit mehr oder weniger regelmäßigen Intervallen (z.B. in bezug auf den Menstruationszyklus oder den Schlaf-Wach-Rhythmus)

3. als Anfälle provoziert durch
   a) nicht-sensorische Faktoren (Müdigkeit, Alkohol, Erregung) oder
   b) sensorische Faktoren (z.B. Reflex-Anfälle)

Prolongierte oder repetitive Anfälle (Status epilepticus): Der Terminus „Status epilepticus“ wird immer dann gebraucht, wenn ein Anfall lange genug anhält oder sich in so kurzen Abständen wiederholt, daß zwischen den einzelnen Anfällen keine Erholung eintritt. Der Status epilepticus kann eingeteilt werden in partielle Staten (z.B. Jackson-Staten) oder generalisierte Staten (z.B. Absencen-Status oder tonisch-klonischer Status). Sind die motorischen Äußerungen eines Status sehr umschrieben, wird man ihn der Epilepsia partialis continua zurechnen.

Einteilung der Epilepsien (internationale Klassifikation)

1. Generalisierte Epilepsien
2. Partielle (fokale) Epilepsien
3. Nicht-klassifizierbare Epilepsien

1. Generalisierte Epilepsien
Unter diesem Terminus werden Epilepsien verstanden, die charakterisiert sind durch von Beginn an generalisiert auftretende Anfälle, und zwar als
- tonisch-klonische Krämpfe (Grand mal)
- Absencen bzw. atypische Absencen (Petit mal)
- bilateraler massiver epileptischer Myoklonus (myoklonisch-impulsives Petit mal; Impulsiv-Petit mal nach JANZ)
- myoklonisch-astatisches Petit mal („generalisierter Typ").

Die vorstehenden Anfallstypen können auch kombiniert bei demselben Patienten vorkommen.

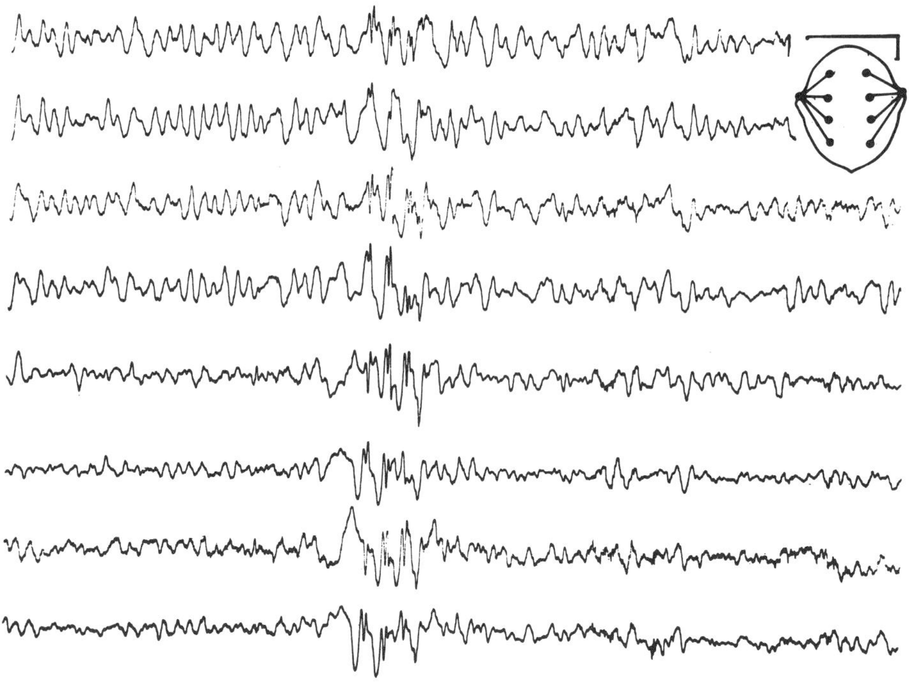

Abb. 1: Intervall-EEG bei generalisierter Epilepsie: Paroxysmus unregelmäßiger spike-wave-Komplexe rascher Frequenz bei einem 14jährigen Knaben mit generalisierten tonisch-klonischen Anfällen (Aufwach-Grand mal)

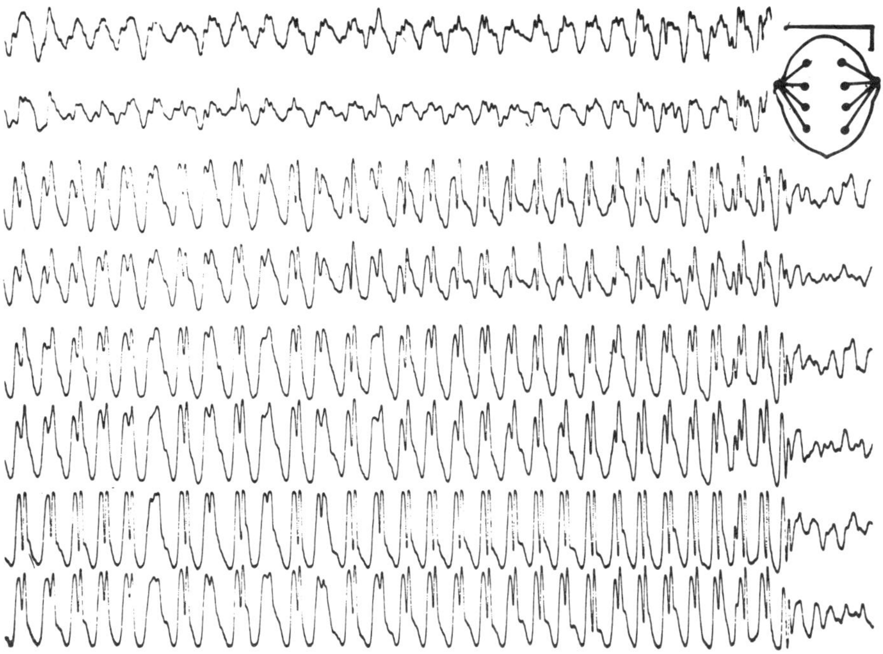

Abb. 2a: Absence mit 3/Sek.-spikes-and-waves im Rahmen eines pyknoleptischen Petit mal bei einem 13jährigen Mädchen

Bei den sogenannten *generalisierten primären Epilepsien* fehlen im Anfallsintervall neurologische oder psychologische Hinweise auf eine cerebrale Störung. Diese Epilepsien beginnen häufig in der Kindheit oder Adoleszenz, können aber in allen Altersstufen auftreten.

In der Regel fehlt eine klar umrissene Ätiologie, so daß angenommen werden kann, daß diese Epilepsien vorwiegend Ausdruck einer „genetischen" epileptischen Disposition sind.

Elektroencephalographisch sind die generalisierten primären Epilepsien im Intervall durch bilateral synchrone, symmetrische Entladungen in Form von schnellen spike-wave-Komplexen oder polyspikes bzw. polyspike-waves charakterisiert (Abb. 1).

Im Anfall werden bilateral synchrone oder symmetrische epileptische Entladungen entsprechend dem Anfallstyp gefunden: Rhythmische 3/Sek. spike-and-wave-Komplexe während pyknoleptischer Absencen (Abb. 2a), polyspike-wave-Komplexe bei myoklonisch-impulsiven Anfällen (Abb. 2b), rekrutierende epileptische Rhythmen bei tonisch-klonischen Anfällen (Abb. 2c).
Die Prognose dieser Anfälle ist im allgemeinen relativ günstig.

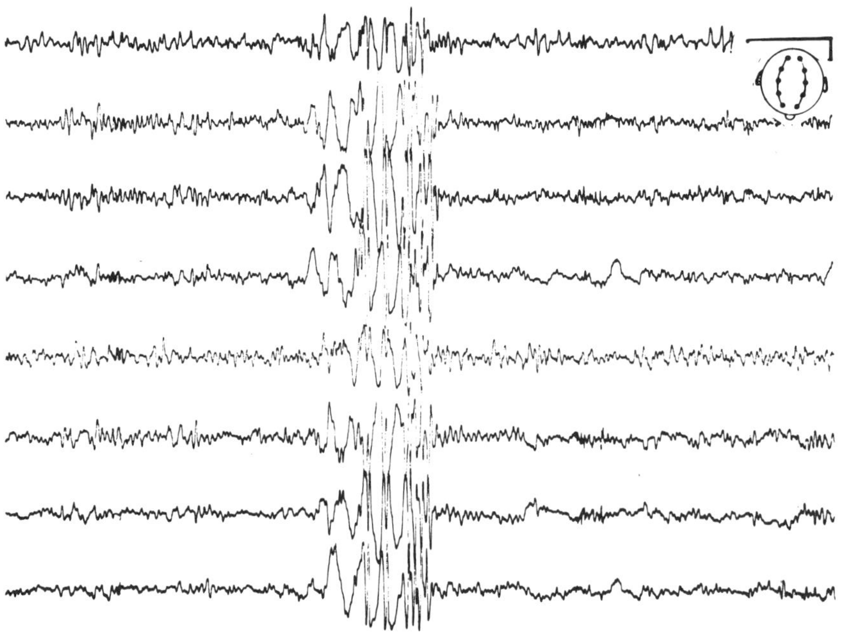

Abb. 2b: Polyspike-wave-Komplex während eines bilateralen massiven Myoklonus im Rahmen eines myoklonisch-impulsiven Petit mal bei einem 13jährigen Knaben

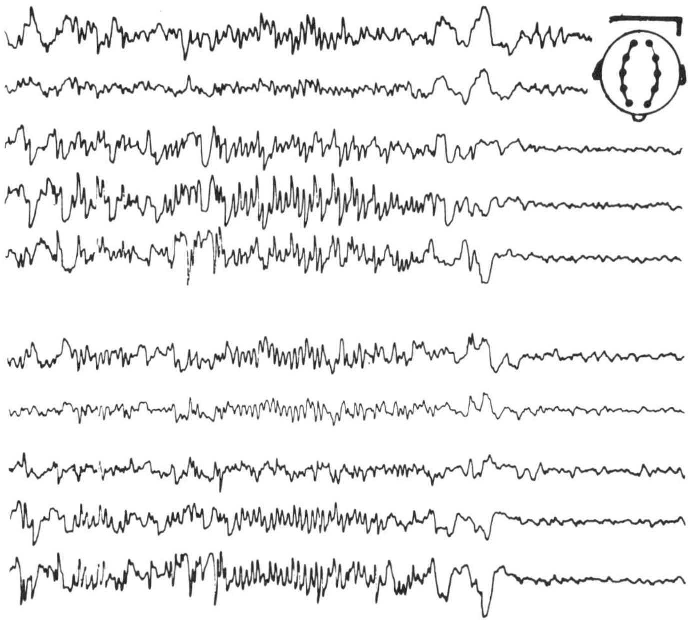

Abb. 2c: Rekrutierende epileptische Rhythmen bei einem generalisierten tonisch-klonischen Grand mal-Anfall

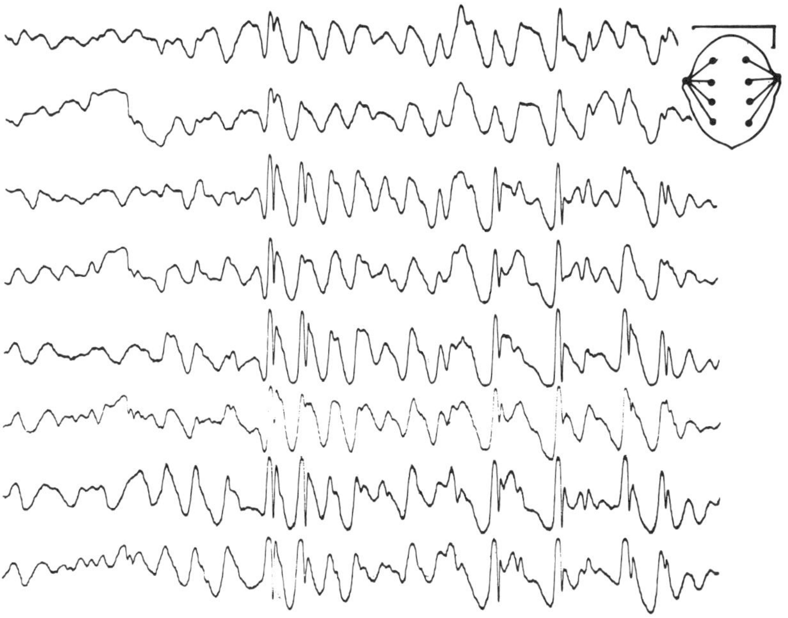

Abb. 3a: Intervall-EEG eines 4jährigen Knaben mit myoklonisch-astatischen Anfällen des Kleinkindes (Lennox-Gastaut-Syndrom)

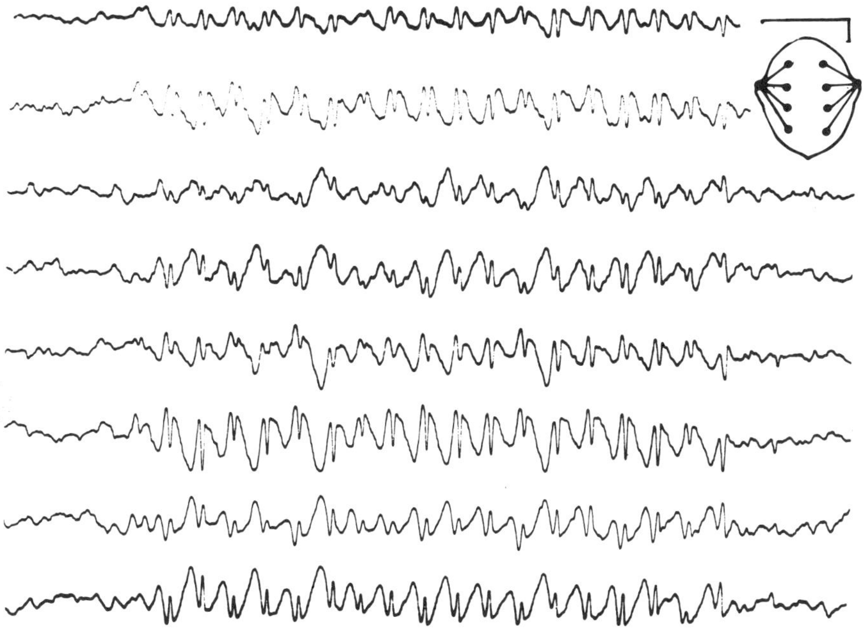

Abb. 3b: Ableitung während eines Anfalls bei einem 8jährigen Knaben mit Lennox-Gastaut-Syndrom

Finden sich bei generalisierten Epilepsien neurologische oder psychologische Auffälligkeiten, so muß ätiologisch eine diffuse oder multifokale Hirnschädigung angenommen werden: *generalisierte sekundäre Epilepsien.* Der Anfallsablauf entspricht dem bei primären Formen (s.o.). Elektroencephalographisch finden sich im Anfallsintervall generalisierte, häufig jedoch asymmetrische oder asynchrone epileptische Entladungen in Form von slow-spike-wave-Komplexen, die meist von einer veränderten Hintergrundsaktivität überlagert sind (Abb. 3a). Im Anfall finden sich bilaterale, relativ synchrone und symmetrische Entladungen, die mehr oder weniger für den jeweiligen Anfallstyp spezifisch sind: slow-spike-waves bei atypischen Absencen und atonischen Anfällen; rekrutierende Rhythmen während tonischer Anfälle, bei bestimmten atypischen Absencen und atonischen Anfällen; polyspike-and-wave-Komplexe bei myoklonisch-impulsiven Anfällen (Abb. 3 b).
Die Prognose ist meist ungünstiger als bei den generalisierten primären Epilepsien.

2. Partielle (fokale) Epilepsien
Partielle Epilepsien sind charakterisiert durch Anfälle, bei denen die ersten klinischen Veränderungen auf abnorme Erregungsvorgänge in umschriebenen anatomischen und/oder funktionellen Neuronensystemen im Bereich einer Hemisphäre hinweisen. Die (inkonstant nachzuweisenden) EEG-Veränderungen sind dabei auf einen mehr oder minder umschriebenen Bereich der Schädeloberfläche beschränkt, welcher in etwa der kortikalen Repräsentation des betreffenden Neuronensystems entspricht. Die internationale Nomenklatur unterscheidet partielle Epilepsien mit Anfällen, die mit *elementarer* Symptomatik einhergehen und solche mit *komplexer* Symptomatik.

A. Partielle Epilepsien mit epileptischen Anfällen elementarer Symptomatik (einfache partielle Anfälle, s.S. 13):

Gemeinsam ist diesen von der Hirnrinde ausgehenden Anfällen das erhaltene Bewußtsein.

Unterschieden werden Anfälle

a) mit motorischen Symptomen
   1. fokal-motorische Anfälle
   2. fokal-motorische Anfälle mit Ausbreitung („march")
   3. Adversiv-Anfälle
   4. fokal-tonische Anfälle
   5. aphasische Anfälle
   6. fokal-phonatorische Anfälle

b) mit sensorischer oder somatosensorischer Symptomatik: Es können alle Sinnesqualitäten betroffen sein: somatosensorisch, visuell, auditorisch, olfaktorisch, gustatorisch und vertiginös

c) mit autonomer (vegetativer) Symptomatik.

Elektroencephalographisch finden sich bei den partiellen Epilepsien, die durch Anfälle mit elementarer Symptomatik charakterisiert sind, rhythmische Entladungen mit spitzen und/oder langsamen Wellen, meist lokalisiert über einer, gelegentlich über beiden Hemisphären. Im Intervall sind diese lokalen Entladungen im allgemeinen auf eine Hemisphäre beschränkt.

Die Ätiologie ist häufig bekannt bzw. wird vermutet, konstitutionelle Faktoren können eine Rolle spielen. Die Anfälle treten in jedem, gehäuft aber in höherem Alter auf.

B. Partielle Epilepsien mit Anfällen komplexer Symptomatik (komplexe partielle Anfälle, s.S. 14):

In der Regel betreffen diese Anfälle höhere cerebrale Funktionen und gehen meist mit einer Störung des Bewußtseins einher. Gelegentlich können sie sich aus Anfällen mit fokal-elementarer Symptomatik heraus entwickeln.

Es werden folgende Typen unterschieden:
1. Partielle Anfälle mit ausschließlicher Störung des Bewußtseins
2. mit kognitiven Symptomen: dysmnestische Störungen, ideatorische Störungen etc.
3. mit affektiver Symptomatik
4. mit psychosensorischer Symptomatik (Illusionen/Halluzinationen)
5. mit psychomotorischer Symptomatik (Automatismen).

Wie bereits betont, können alle Formen von partiellen epileptischen Anfällen mit elementarer oder komplexer Symptomatik in generalisierte Anfälle übergehen.

Eine Besonderheit stellen die sog. altersgebundenen Epilepsien dar: Sie lassen sich nur z.T. in das vorstehend skizzierte Einteilungsschema einbeziehen.

Im einzelnen handelt es sich dabei um Epilepsien
- mit amorphen Neugeborenenkrämpfen
- mit Blitz-Nick-Salaam-Krämpfen (Propulsiv-Petit mal, West-Syndrom) des Säuglingsalters
- mit myoklonisch-astatischen Anfällen des Kleinkindes (Lennox-Gastaut-Syndrom)

- mit pyknoleptischen Absencen des Schulkindes (Friedmann-Syndrom)
- mit myoklonisch-impulsiven Anfällen (Impulsiv-Petit mal nach JANZ, massiver bilateraler Myoklonus).

Literatur

Bancaud, J., O. Henriksen, F. Rubio-Donnadien, M. Seino, F. E. Dreifuss, I. K. Penry: Proposal for Revised Clinical and Electroencephalographic Classification of Epileptic Seizures. Epilepsia *22*, 489 – 501 (1981)

Evans, P.: Henry Ey's concepts of the organisation of consciousness and its disorganisation. Brain *95*, 413 – 440 (1972)

Gastaut, H.: Clinical and electroencephalographic classification of epileptic seizures. Epilepsia *4*, 102 (1970)

Gowers, W. R.: Epilepsy and Other Chronic Convulsive Diseases: Their Courses, Symptoms and Treatment. Ed. 2 J. & A. Churchill, London 1931

Jackson, J. H.: Selective Writings of John Hughlings Jackson. Vol. I: On Epilepsy and Epileptiform Convulsions. Ed. by J. Taylor. Hodder & Stoughton 1931

Aktuelle Aspekte der kindlichen Epilepsie

H. Doose

Häufigkeit. Ein realistisches Bild von der Häufigkeit epileptischer Anfälle und insbesondere ihrer verschiedenen Erscheinungsformen ist nur aus epidemiologischen Untersuchungen zu gewinnen. Für die Bundesrepublik wurden solche Erhebungen erstmals vor kurzer Zeit in Kiel durchgeführt. Von 37 000 Kindern der Geburtsjahrgänge 1957 bis 1966 boten 235 im Alter bis zu 8 Jahren mindestens einen epileptischen Anfall. Okkasionelle Krämpfe sind in dieser Zahl nicht enthalten. Die Morbidität beträgt demnach für Kinder bis zum 8. Lebensjahr 6,8‰. Bevorzugt betroffen ist das 1. Lebensjahr. 60% aller Kinder haben ihren ersten Anfall bis zum 3. Lebensjahr. Die meisten Kinder haben verschiedene Formen von Anfällen. Es dominiert das Grand mal, gefolgt von einfachen und komplexen Partialanfällen (motorische, sensomotorische und andere seltene Formen [17%] sowie psychomotorische Anfälle [17%]). Anfälle aus dem Formenkreis des Petit mal finden sich in 13%. Bemerkenswert häufig ist mit 8% ein bisher nur wenig beachtetes epileptisches Syndrom – die sogenannte gutartige kindliche Epilepsie mit zentro-temporalen sharp waves. Bemerkenswert ist weiter, daß in 17% der erfaßten Fälle Fieberkrämpfe das erste Symptom der Epilepsie waren.

Entsprechend den skizzierten Häufigkeiten sollen die Akzente in den folgenden Erörterungen gesetzt werden, denn das Häufige hat zugleich die größte praktische Bedeutung.

Fieberkrämpfe

Wenn Fieberkrämpfe in 17% kindlicher Epilepsien das erste Symptom der Krankheit bilden, erhebt sich die Frage nach den Möglichkeiten einer Prävention. In der lehrbuchhaften Liste der Risiko-Faktoren steht an erster Stelle unbestritten der prolongierte, d.h. länger als eine Viertelstunde anhaltende febrile Krampf. Er kann zu bleibenden Hirnschäden führen und die Ursache späterer, oft erst in der Präpubertät und Pubertät manifest werdender und häufig therapieresistenter Epilepsien mit psychomotorischen Anfällen (komplexen Partialanfällen) werden. Die raschestmögliche Durchbrechung des Fieberkrampfes ist deshalb dringendstes Anliegen. Unverändert gilt als Therapie der Wahl die intravenöse Gabe von Valium oder Rivotril. Einen entscheidenden Fortschritt bedeutet die Erkenntnis, daß die **rektale** Applikation von Diazepam-Lösung (nicht von Suppositorien) ebenfalls rasch zu effektiven Blutspiegeln führt. Ist intravenöse Injektion nicht möglich, so wird deshalb die früher übliche Gabe von Chloralhydrat-Rektiolen heute ersetzt durch die rektale Applikation von Diazepam-Rektiolen (siehe S. 74, 89).

Besonders hingewiesen sei auf die unterschiedliche prognostische Wertigkeit verschiedener EEG-Veränderungen: Bereits in den ersten Wochen nach dem Fieberkrampf auftretende hypersynchrone Potentiale lassen immer eine ungünstige Entwicklung befürchten, nicht dagegen erst im späteren Verlauf und dann inkonstant auftretende kurze Gruppen von irregulären spikes and waves. Ausgeprägte, parietal betonte Theta-Rhythmen sprechen für ein erhöhtes Rezidiv-Risiko.

Epilepsien mit großen Anfällen

Epilepsien mit Grand mal dürfen nicht als eine Krankheitseinheit angesehen werden! Der große Anfall ist nichts als eine krisenhafte Reaktion, die als das Symptom sehr unterschiedlicher Krankheitsbilder vorkommt. Die Beobachtung eines Grand mal bedeutet zunächst die Aufforderung zu einer systematischen differentialdiagnostischen Abklärung. Im vorliegenden Zusammenhang sollen zwei Epilepsieformen besprochen werden, die mit großen Anfällen einhergehen – Epilepsien mit großen Anfällen mit und ohne fokale Symptomatik.

Epilepsien mit Grand mal ohne fokale Symptomatik (primär generalisiertes Grand mal). Kennzeichnend ist der unvermittelte Beginn des Anfalles. Ohne Aura stürzen die Kranken bewußtlos zu Boden und bieten dann einen generalisierten, symmetrischen tonisch-klonischen Anfall. Dieser Typ von großen Anfällen tritt bei zwei verschiedenen Epilepsieformen auf:

Von der *pubertären Verlaufsform* sind vorwiegend normal entwickelte Jugendliche betroffen. Die Anfälle treten bevorzugt nach dem morgendlichen Erwachen (Aufwach-Epilepsie) und bei Ermüdung und Entspannung auf. Anfallsprovozierend wirken vor allem Schlafentzug und übermäßige körperliche und seelische Belastungen (die dann meistens auch mit Schlafverkürzung verbunden sind). Bei Mädchen zeigen sich die Anfälle gehäuft vor und während der Menstruation. Häufig sind die großen Anfälle mit Absencen oder myoklonischen Anfällen (Impulsiv-Petit mal) kombiniert. – Die Prognose dieser Epilepsieform ist meistens günstig (Therapie siehe S. 34).

Die *frühkindliche Verlaufsform* betrifft Kinder im Alter von 1 – 5 Jahren, Knaben häufiger als Mädchen. Nicht selten zeigen sich die ersten Anfälle als Fieberkrämpfe. Die Prognose dieser Epilepsieform ist weniger günstig. Es kann rasch zu prolongierten und häufig wiederholten Anfällen kommen. Es besteht die Gefahr von neurologischen Residuen und Demenz (Therapie siehe S. 34).

Epilepsien mit Grand mal fokaler Genese (Partialanfälle mit sekundärer Generalisation). Ganz anders als der generalisierte Anfall wird das Grand mal fokaler Genese häufig durch eine Aura und andere Herdsymptome eingeleitet und ist in seinem Ablauf durch fokale Symptome ausgestaltet. Der Anfall kann sich auch aus einem fokal-motorischen Anfall, einem Adversivkrampf oder einem psychomotorischen Anfall (komplexer Partialanfall) entwickeln. Das EEG zeigt im typischen Fall – nicht selten nur im Schlaf! – fokale Veränderungen. Im Gegensatz zum generalisierten Grand mal treten große Anfälle fokaler Genese bevorzugt im Schlaf oder ohne tageszeitliche Bindung auf. Niemals sind sie konstant an die Zeit nach dem morgendlichen Erwachen gebunden. Nächtliche Anfälle können sich der Entdeckung lange entziehen, da sie oft sehr kurz sind und vom Patienten selbst häufig nicht bemerkt werden. Die Therapie unterscheidet sich wesentlich von der bei Epilepsien mit generalisiertem Grand mal (siehe S. 35).

Epilepsien mit spike-wave-Absencen

Sie stellen etwa 13% aller kindlichen Epilepsien dar. Eine erneute Beschreibung der wohlbekannten Symptomatologie erübrigt sich an dieser Stelle. Wichtig ist die Unterscheidung der verschiedenen Verlaufsformen. Sie sind im wesentlichen abhängig vom Erkrankungsalter und haben eine unterschiedliche Prognose. Am häufigsten sind die *pyknoleptischen Absencen des Schulalters,* die überwiegend Mädchen betreffen. Charakteristisch ist das stark gehäufte Auftreten der Anfälle. Unbehandelt nimmt die Erkrankung oft einen ungünstigen Verlauf. In 30 – 50% mußte man früher mit dem Hinzutreten von großen Anfällen rechnen. – Sehr viel ungünstiger noch ist der Spontanverlauf der *Absence-Epilepsie des Kleinkindesalters,* von der überwiegend Knaben im 2. bis 4. Lebensjahr betroffen sind. Primäre Hirnschäden leichterer Art sind häufiger als bei Kindern mit Pyknolepsie. Dieser frühkindliche Epilepsie-Typ wird sehr häufig durch große Anfälle ausgestaltet, die den Absencen meistens schon vorausgehen. – Eine sehr ausgeprägte Neigung zu großen Anfällen haben auch Kinder mit der *juvenilen Absence-Epilepsie* mit Krankheitsbeginn zwischen dem 10. und 14. Lebensjahr. Wenn nicht große Anfälle den Absencen bereits vorausgegangen sind, zeigen sie sich in etwa 80% der Fälle bald nach Beobachtung der ersten Absencen. Fast regelmäßig sind die großen Anfälle wie auch die Absencen in ihrem Auftreten an die Aufwachphase gebunden.

Katamnestische Untersuchungen von 180 erwachsenen Patienten, die in der Kindheit an Absencen erkrankten, haben gezeigt, daß eine konsequente

Therapie (siehe S. 34) zu ausgezeichneten Erfolgen führt. Eine sekundäre Grand mal-Komplikation kann fast regelmäßig vermieden werden. Die früher gefürchteten ungünstigen Verläufe mit großen Anfällen und Demenz kommen bei konsequenter Durchführung der modernen Therapie nicht mehr zur Beobachtung. Einzelne okkasionelle Grand mal im Spätverlauf (z.B. bei Schlafentzug) trüben die Prognose nicht (DIETERICH und Mitarb. 1982).

Gutartige kindliche Epilepsien mit zentro-temporalen sharp waves

Dieses zu den Epilepsien mit Partialanfällen gehörende häufige, nämlich mindestens 8 – 10% aller kindlichen Epilepsien ausmachende Krankheitsbild erfährt bis heute eine zu geringe Beachtung. Seine Kenntnis ist indessen besonders wichtig, da die manchmal dramatische klinische Symptomatik sowie ausgeprägte, gelegentlich massive EEG-Veränderungen zu diagnostischen und therapeutischen Konsequenzen verleiten, die im Hinblick auf die Art des Leidens unnötig sind. Betroffen sind normal entwickelte Kinder zwischen dem 2. und 12. Lebensjahr. Das klinische Bild ist durch vornehmlich während des morgendlichen und abendlichen Leichtschlafes auftretende fokale (partielle) Anfälle und sekundär generalisierte Anfälle gekennzeichnet. Charakteristisch sind sensible Mißempfindungen im Bereich des Mundes, einer Gesichtshälfte sowie gelegentlich auch des Pharynx und des Kehlkopfes, Speichelfluß und Sprachstörungen. Die motorischen Symptome sind in ihrer Ausprägung deutlich altersabhängig: Jüngere Kinder zeigen stärker generalisierte Erscheinungen mit Halbseiten- oder gar generalisierten Konvulsionen, bei älteren Kindern können sich die motorischen Erscheinungen auf Kloni einer Gesichtshälfte beschränken. Selten kommen auch Sturzanfälle zur Beobachtung. Das Bewußtsein ist bei den nicht generalisierten Anfällen immer erhalten. Eine Bewußtseinstrübung kann durch das Sprachunvermögen vorgetäuscht sein. Das EEG zeigt interiktal sharp waves mit zentro-temporaler Lokalisation. Dieses charakteristische Bild kann vielfältige Modifikationen zeigen: Ausbreitung der Foci auf die parietalen und occipitalen Regionen sowie zur Gegenseite, Generalisation in Form von bilateral-synchronen sharp slow waves und spike wave-Varianten. In 30% der Fälle zeigen sich die Foci beidseitig oder im Verlauf seitenwechselnd. Die EEG-Veränderungen werden im Schlaf regelmäßig erheblich aktiviert bis hin zu generalisierten Hypsarrhythmie-ähnlichen Bildern. Bei manchen Kindern finden sich die Veränderungen nur im Schlaf. Die Korrelationen zwischen dem EEG-Befund und dem klinischen Verlauf sind locker: Das EEG kann auch bei schon länger bestehender Anfallsfreiheit noch erheblich verändert sein. Durch die Therapie wird es kaum beeinflußt. Die Prognose des Leidens ist günstig: Die Anfälle und die EEG-Veränderungen bilden sich mit

Beginn oder während der Pubertät zurück. Die Therapie der Wahl besteht in der Gabe von Carbamazepin, das meistens rasch zur Anfallsfreiheit führt. Die Ätiologie dieser Epilepsieform ist ungeklärt. Eine genetische Disposition spielt eine wesentliche Rolle. Bei typischem klinischen Bild ist eine eingehende röntgenologische Diagnostik nicht notwendig.

Aktuelle Gesichtspunkte zur Differentialdiagnose der kindlichen Epilepsie

Die Feststellung einer Epilepsie bedeutet für den Betroffenen heute wie eh und je ein einschneidendes Ereignis. Die Diagnose trägt in sich die Konsequenz einer jahrelangen, womöglich lebenslangen medikamentösen Therapie mit allen ihren möglichen Begleiteffekten; sie bedeutet gerade für Kinder und Jugendliche durch den Verzicht auf manche risikoreichere Aktivitäten eine Einschränkung des Erfahrungsraumes und der Entwicklungsmöglichkeiten. Deshalb verlangt die Diagnose nicht nur qualifiziertes Wissen, sondern besonderes Verantwortungsgefühl. Dies ist nur scheinbar ein Gemeinplatz: Zwar haben sich die Möglichkeiten von Diagnostik und Therapie beträchtlich erweitert, doch haben sich mit der Differenzierung unseres Wissens auch die Fehlerquellen vermehrt, insbesondere durch fehlerhafte Interpretation des EEGs.

Besondere Aufmerksamkeit gilt der Abgrenzung nicht zerebraler Anfälle. Eine häufige Fehldiagnose ist die fälschliche Interpretation von synkopalen Reaktionen als epileptische Anfälle. *Synkopen* können im Kindesalter eine sehr dramatische Symptomatik zeigen. Die typischen Merkmale wie Auslösung durch offensichtliche orthostatische Faktoren und emotionale Momente, Initialsymptome wie Schwindelgefühl, Schwarzwerden vor den Augen, objektiv Blässe, Schweißausbruch u.a. können fehlen. Die synkopale Reaktion kann ohne Vorboten blitzartig eintreten, so daß die Kinder abrupt zu Boden stürzen. Im Gefolge der zerebralen Minderdurchblutung kann es zu ausgeprägter tonischer Starre und auch zu einzelnen Kloni, schließlich auch zu Einnässen kommen. Diese blitzartigen Synkopen mit tonischer Verkrampfung haben in der Tat „epileptiformen“ Charakter. Wegweisend in der Differentialdiagnose ist eine genaue Anamnese: Das Vorkommen auch symptomatisch eindeutiger Ohnmachten, weitere Zeichen einer vegetativen und psychischen Instabilität, vor allem die situative Bindung der Anfälle geben eindeutige Hinweise. Das EEG sollte nicht überbewertet werden. Gerade bei psychisch und vegetativ labilen Kindern finden sich gehäuft Normvarianten des EEGs wie Verlangsamung und verstärkte Irregularität der Grundaktivität, sehr starke Hyperventilationsveränderungen und vor allem auch hypersynchrone Potentiale bei Photostimulation. Es ist falsch und gefährlich, in solchen Fällen zwischen dem EEG-Befund und dem Beschwerdebild eine kausale Beziehung z.B. im Sinne der Diagnose einer sogenannten „larvierten Epilepsie" herzustellen (siehe auch S. 33). EEG-Befund und klinische Symptomatik sind vielmehr – jedenfalls in der Mehrzahl der Fälle – gleichgeordnete Symptome einer konstitutionellen Instabilität.

Auch *Affektkrämpfe* können differentialdiagnostische Schwierigkeiten bereiten, wenn sich das initiale Schreien auf einen kurzen Aufschrei beschränkt oder gar gänzlich fehlt oder wenn Anfälle allein durch ein minimales Kopftrauma ausgelöst werden und wenn schließlich eine ausgeprägte postiktale Erschöpfung beobachtet wird.

Eine wichtige Differentialdiagnose bilden hysterische oder *psychogene Anfälle*. Betroffen sind vorwiegend Kinder der Präpubertät und Pubertät, Mädchen 3mal häufiger als Knaben. Die Symptomatik psychogener Anfälle kann der eines echten epileptischen Geschehens täuschend ähnlich sein. Dies gilt insbesondere für psychogene Anfälle bei epileptischen Kindern, die aus eigenem Erleben oder aus wiederholter Anschauung den Ablauf epileptischer Anfälle genau kennen. Gerade bei diesen Kindern kann die Differentialdiagnose sehr schwierig sein, da das Intervall-EEG verständlicherweise nicht weiterhilft. An eine Psychogenese der Anfälle lassen z.B. denken: die situative Bindung der Anfälle, der oft dramatische und demonstrative Anfallscharakter, das Erhaltenbleiben partieller Reaktionsfähigkeit, die Variabilität des Anfallsbildes, die hohe Anfallsfrequenz, die Neigung zur Ausbildung von Serien und Staten. Erschwerend für die Beurteilung kann dabei wirken, daß auch bei der Auslösung echter epileptischer Anfälle psychogene Faktoren von Bedeutung sein können.

Eine nicht seltene Fehldiagnose entsteht aus der Verwechslung eines *Pavor nocturnus* mit nächtlichen psychomotorischen Anfällen (komplexen Partialanfällen). Wegweisend für die Differentialdiagnose ist die Anamnese: Bei Kindern mit Pavor – meistens Knaben – findet man häufig weitere Zeichen einer psychischen Instabilität, insbesondere Angstsymptome. Psychomotorische Anfälle treten meistens aus dem Leichtschlaf heraus auf, der Pavor zeigt sich immer im Tiefschlaf, bemerkenswerterweise nicht in der Traumphase. Für den Pavor sind Angstsymptome, halb verständliches Reden u.ä. charakteristisch. Nächtliche psychomotorische Anfälle dagegen sind symptomärmer, gehen häufig mit konvulsiven Symptomen einher oder münden in einen generalisierten Anfall. Für beide Störungen besteht in der Regel Amnesie. Gelegentlich kann die Differentialdiagnose ex juvantibus gestellt werden: Ein Pavor verschwindet meistens auf abendliche Gabe von 2 mg Valium, ein epileptisches Geschehen kaum jemals.

Weitere wichtige Differentialdiagnosen wie die *Migräne* und insbesondere die *Migraine accompagnée*, die *Hyperventilationstetanie*, die verschiedenen

Formen des *Tic* und seltene nichtepileptische Anfallssyndrome des Kindesalters wie *benigne paroxysmale Vertigo,* die *paroxysmale Choreoathetose,* die *nichtepileptischen Schreckkrämpfe* u.a. können in diesem Zusammenhang nicht im einzelnen besprochen werden. In der differentialdiagnostischen Abgrenzung aller dieser Krankheitsbilder nimmt die exakte Anamnese eine zentrale Stellung ein. Die meisten Diagnosen auf diesem Gebiet lassen sich ohne die Hinzuziehung von maschinellen Hilfsmethoden weitgehend sicher stellen. Dies ausdrücklich zu betonen, erscheint in einer Zeit oft unkritischen diagnostischen Perfektionismus wichtig.

Literatur

Dieterich, E., Doose, H., Esdorn, H., Scheunemann, W.:
Spätprognose von Absence-Epilepsien. In: H. Remschmidt (Hrsg.): Epilepsie 1981. Thieme, Stuttgart (in Druck)

Doose, H.:
Zerebrale Anfälle im Kindesalter. Desitin, Hamburg 1980.

Matthes, A.:
Epilepsie. 3. Auflage. Thieme, Stuttgart 1977.

Therapie und Therapieüberwachung von anfallskranken Kindern und Jugendlichen

G. Gross-Selbeck

Im folgenden sollen einige für die Behandlung anfallskranker Kinder und Jugendlicher wesentliche Gesichtspunkte dargestellt werden, ohne daß auf spezielle Maßnahmen bei den verschiedenen Epilepsieformen im einzelnen eingegangen werden kann; dies muß den entsprechenden Lehrbüchern vorbehalten bleiben.

Prophylaxe von Fieberkrämpfen

Fieber- und Infektkrämpfe sind wegen ihrer Häufigkeit von großer praktischer Bedeutung. Man versteht darunter alle Konvulsionen, die im frühen Kindesalter im Rahmen fieberhafter extra-cerebraler Erkrankungen auftreten. In ihrer klinischen Symptomatik unterscheiden sie sich nicht von einem typischen epileptischen Grand mal tonisch-klonischen Charakters. Sie werden jedoch nicht zu den Epilepsien im eigentlichen Sinne gezählt.

Bewährt hat sich die Einteilung in einfache und komplizierte Fieberkrämpfe (s. auch S. 88). Bei letzteren ist das Risiko, daß in der späten Kindheit oder im Erwachsenenalter afebrile chronisch-rezidivierende Anfälle auftreten, bedeutend größer, so daß sich daraus praktische Konsequenzen für das therapeutische Vorgehen ergeben.

Bei Vorliegen folgender Kriterien ist ein komplizierter Fieberkrampf anzunehmen:
1. familiäre Belastung mit Epilepsie (nicht mit Fieberkrämpfen!),
2. Symptome einer cerebralen Schädigung vor Auftreten des Anfalls,
3. Auftreten des 1. Fieberkrampfes während des 1. Lebensjahres oder nach dem 4. Geburtstag,
4. prolongierte und/oder während eines Infekts wiederholt auftretende Fieberkrämpfe,
5. Herdsymptome im oder nach dem Anfall (z.B. eine Seitenbetonung),
6. mehrfache Wiederholung von Fieberkrämpfen,
7. EEG-Veränderungen (Herdbefund, hypersynchrone Potentiale).

Bei den einfachen Fieberkrämpfen erfolgt **keine** kontinuierliche Therapie. Den Eltern wird empfohlen, bei fieberhaften Infekten frühzeitig, d.h. bei Temperaturen über 38,2 °C, Antipyretika (Benuron®, Novalgin®) zu verabreichen, außerdem 8 – 12stündlich 0,5 mg Diazepam/kg als Rectiole (diazepam rectal tube®).

Bei komplizierten Fieberkrämpfen wird eine Behandlung mit einem Barbitursäure-Derivat (Primidon, Maliasin®, Phenobarbital) eingeleitet, in letzter Zeit zunehmend auch mit Natrium-Valproat (Convulex®, Ergenyl®, Leptilan®, Orfiril®), über dessen Wirksamkeit, ein Fieberkrampf-Rezidiv zu verhindern, inzwischen ausreichende Erfahrungen bestehen (s. auch S. 91f). Die Valproinsäure hat den Vorteil, daß Nebenwirkungen wie beim Phenobarbital, also Müdigkeit, Störungen im kognitiven Bereich, evtl. auch vermehrte Unruhe, nicht auftreten, jedoch sind internistische Nebenwirkungen (Gerinnungsstörungen, selten Hepatosen) zu beachten. Über Dosierungen s. S. 36, Tab. 2. Zusätzlich erfolgt bei fieberhaften Infekten die bei den einfachen Fieberkrämpfen genannte Therapie. Phenytoin und Carbamazepin sind für die Prophylaxe von Fieberkrämpfen nicht geeignet. Inwieweit bei komplizierten Fieberkrämpfen eine intermittierend durchgeführte Diazepam-Prophylaxe die gleiche Wirksamkeit entfaltet wie eine kontinuierliche Phenobarbital-Behandlung, ist z.Z. noch offen. Insbesondere können noch keine Aussagen darüber gemacht werden, ob die Verhinderung weiterer Fieberkrämpfe zu einer Verminderung des Epilepsie-Risikos führt.

Wenn das Kind nach 2jähriger regelmäßiger Therapie anfallsfrei geblieben ist und das EEG keine erhebliche Anfallsbereitschaft zeigt, wird die Medikation schrittweise abgesetzt, so daß die Kinder mit Eintritt in die Schule in der Regel kein Medikament mehr nehmen müssen.

Zur Unterbrechung eines Fieberkrampfes eignet sich nur die intravenöse Gabe von Diazepam oder Clonazepam oder die Verabreichung von Diazepam als Rectiole (s. S. 89f).

Antikonvulsive Langzeitbehandlung

Voraussetzungen für jede Therapie, die ja immer eine Langzeittherapie ist, sind

- die gesicherte Epilepsie-Diagnose,
- die Klassifizierung des Anfallstyps,
- die Kenntnis der Prognose der jeweiligen Epilepsieform,
- die Abklärung der zum Anfall führenden Ursachen (bei partiellen Anfällen immer Ausschluß eines prozeßhaften Geschehens!),
- die Kenntnis des für jede Epilepsieform geeigneten Antikonvulsivums und dessen Nebenwirkungen.

Nach strengen klinischen Gesichtspunkten ist die Diagnose einer Epilepsie erst dann gegeben, wenn es sich um chronisch-rezidivierende Anfälle handelt. Als Regel gilt, daß ein einzelner Anfall noch keine Therapie-Indikation darstellt, ebensowenig eine sehr niedrige Anfallsfrequenz von 2–3 Anfällen/Jahr, auch dann, wenn es sich dabei um große Anfälle handelt. Bei so seltenen Anfällen genügt vielfach allein die Regulierung der Lebensführung, um das Auftreten weiterer Anfälle zu verhindern. Diese Regel gilt jedoch nur mit Einschränkungen. Liegen z.B. gleichzeitig ausgeprägte EEG-Veränderungen vor, die die Manifestation weiterer Anfälle mit großer Wahrscheinlichkeit erwarten lassen, wird man sich möglicherweise eher zu einer Therapie entschließen.

An dieser Stelle sei betont, daß EEG-Veränderungen allein niemals zu einer medikamentösen Therapie führen sollten. Bekannt sind die Begriffe der sog. „latenten" oder auch „maskierten" Epilepsie, d.h. Fälle mit eindeutigen EEG-Veränderungen, in denen niemals sichere cerebrale Anfälle beobachtet wurden. Kinder mit solchen EEG-Veränderungen neigen gar nicht so selten zu vegetativen Entgleisungen, z.B. synkopalen Reaktionen, so daß eine Abgrenzung von echten cerebralen Anfällen manchmal nicht ganz leicht ist. Den Begriff der „latenten" oder „maskierten" Epilepsie sollte man möglichst aus seinem Vokabular streichen. Eine Therapie-Indikation ist nur dann gegeben, wenn gesicherte cerebrale Anfälle vorliegen. Bei jeder Entscheidung für oder gegen den Therapiebeginn wird man mit dem Patienten bzw. dessen Angehörigen das Risiko eines Anfallsrezidivs gegenüber einer Langzeittherapie abwägen müssen. Hierbei sollte betont werden, daß ein Anfall oder wenige Anfälle, auch große Anfälle, bei typischem Ablauf und typischer Dauer das Gehirn nicht schädigen. Die bange Frage besorgter Eltern, ob nicht bei jedem Anfall Hirnzellen zugrunde gehen, sollte mit großer Entschiedenheit verneint werden, um den Eltern diese Sorge zu nehmen.

Die Beantwortung der Frage, ob Therapie oder noch nicht Therapie, wird nicht zuletzt auch davon abhängen, ob ein evtl. Anfallsrezidiv für den Patienten mit erheblichen Nachteilen im psychosozialen Bereich verbunden ist. Zu denken ist hierbei u.a. an das berufliche Fortkommen, an den Erwerb oder Verlust eines Führerscheins etc.

Hat man sich zu einer antikonvulsiven Langzeittherapie entschlossen, so stellt sich die Frage nach der Wahl des geeigneten Medikaments. Diese ist abhängig von der jeweiligen Epilepsieform, die – wie schon betont – eine genaue Klassifikation des Anfallstyps voraussetzt.

Das Repertoire umfaßt sieben Antiepileptika I. Ordnung:
Phenobarbital (Luminal®, Phenaemal®, Maliasin®),
Primidon (Liskantin®, Mylepsin®, Resimatil®),

Phenytoin (Epanutin®, Phenhydan®, Zentropil®),
Carbamazepin (Tegretal®, Timonil®),
Valproat (Convulex®, Ergenyl®, Leptilan®, Orfiril®),
Ethosuximid (Petnidan®, Pyknolepsinum®, Suxinutin®),
Clonazepam (Rivotril®).

Die restlichen Antiepileptika sind entweder entbehrlich, oder es handelt sich um Antiepileptika II. Ordnung. Die Verabreichung von Kombinationspräparaten ist nicht zu empfehlen. In Tab. 1a und b sind die bei den wichtigsten Epilepsien bzw. Anfallsformen jeweils am besten wirksamen Antiepileptika zusammengestellt.

Bei generalisierten Anfällen (Aufwach-Grand mal, Absencen, myoklonisch-astatische Anfälle, massiver bilateraler Myoclonus) ist heute Natriumvalproat das Medikament der ersten Wahl (Tab. 1a). Allein bei Grand mal-Anfällen im Säuglings- und frühen Kleinkindesalter werden Barbitursäurederivate verabreicht. Insbesondere bei kleinen Anfällen hat das Valproat den

Tab. 1a: Therapie generalisierter Epilepsien

Anfallstyp	Antiepileptica der I. Wahl	Antiepileptica der II. Wahl
Grand mal (ton.-klon.)		
Säugling/ junges Kleinkind	Maliasin® Phenobarbital Primidon	Na-Valproat
älteres Kleinkind/ Schulkind/ Jugendlicher	Na-Valproat	Maliasin® Phenobarbital Primidon
Petit mal		
Absencen	Na-Valproat Ethosuximid	Clonazepam Oxazolidine
myoclon.-astat. petit mal (myoklonische/atonische A. des Kleinkindes)	Na-Valproat	Clonazepam Ethosuximid Maliasin® Primidon Dexamethason/ACTH
massiver bil. Myoclonus (Impulsiv-Petit mal, myoclon. A. d. Jugendlichen)	Na-Valproat	Maliasin® Primidon Ethosuximid

großen Vorteil, daß es gleichzeitig Grand mal-Schutz bietet und damit nicht – wie früher – ein Barbitursäurederivat vorher als Grand mal-Schutz gegeben werden muß. Als weitere Medikamente kommen bei den kleinen Anfällen vor allem das Ethosuximid oder auch das Clonazepam, bei großen Anfällen Barbitursäurederivate in Betracht. Wichtig ist die Tatsache, daß bei generalisierten Anfällen kein Phenytoin verabreicht werden sollte, da dieses Medikament nicht wirksam ist, in Einzelfällen sogar verschlimmernd wirken kann. Auch das Carbamazepin ist in der Regel ohne Effekt.

Partielle Anfälle werden dagegen mit Carbamazepin und Phenytoin behandelt (Tab. 1b). Lediglich bei Säuglingen und jungen Kleinkindern sind Barbitursäurederivate vorzuziehen, die sonst bei partiellen Anfällen als Medikamente der 2. Wahl gelten. Natriumvalproat ist in der Regel bei diesen Anfallsformen nicht wirksam.

Bei BNS-Anfällen mit typischer Hypsarrhythmie im EEG bzw. bei Epilepsien mit multiplen epileptogenen Foci wird zunächst das Clonazepam eingesetzt.

Tab. 1b: Therapie partieller (fokaler) Epilepsien

Anfallstyp	Antiepileptica der I. Wahl	Antiepileptica der II. Wahl
einfache partielle A. (mit elementarer Symptomatik)	Carbamazepin Phenytoin	Primidon Maliasin® Phenobarbital
komplexe partielle A. (mit komplexer Symptomatik)	Carbamazepin Phenytoin	Primidon Maliasin® Phenobarbital
partielle Anfälle mit sec. Generalisation (Grand mal)		
Säugling/ junges Kleinkind	Maliasin® Phenobarbital Primidon	Phenytoin Carbamazepin
älteres Kleinkind/ Schulkind/ Jugendlicher	Carbamazepin Phenytoin	Primidon Maliasin® Phenobarbital
BNS-Anfälle	Clonazepam	Dexamethason/ACTH
„Lennox-Gastaut-Syndrom" (myoclon.-astat. Anfälle fokaler Genese)	Clonazepam Primidon	Dexamethason/ACTH Ethosuximid Oxazolidine

Tab. 2: Antiepileptika: Dosierung und wichtigste Nebenwirkungen

Präparat	Dosis/Tag (mg)				Nebenwirkungen
	Säugling	Kleinkind	Schulkind	Erwachsene	
Phenobarbital	30 – 100	50 – 150	100 – 200	100 – 300	Schläfrigkeit, Beeinträchtigung kognitiver Funktionen, bei Kindern oft Unruhe
Primidon	125 – 250	250 – 500	250 – 750	500 – 2000	Schwindel, Nausea, Erbrechen, Schläfrigkeit, Unruhe (Kinder!)
Maliasin®	25 – 50	50 – 100	75 – 200	150 – 400	wie Phenobarbital, Inappetenz, Hyperirritabilität
Phenytoin	–	50 – 200	100 – 300	100 – 400	Ataxie, Dyskinesien, Tremor, Nystagmus, Diplopie, Erregbarkeitssteigerung (selten), Polyneuropathie, Gingivahyperplasie, Hypertrichose, Allergie, Leukopenie/Anämie (selten)
Carbamazepin	–	200 – 600	300 – 1200	600 – 1600	Müdigkeit, Diplopie, Ataxie, Tremor, Allergien, Leukopenie
Na-Valproat	300 – 450	450 – 1200	600 – 1800	900 – 2700	Müdigkeit, Inappetenz o. Appetitsteigerung, Gewichtszunahme, Haarausfall (passager), Thrombopenie, Gerinnungsstörung, tox. Hepatopathie (selten)
Ethosuximid	–	500 – 1000	500 – 1500	750 – 2000	Somnolenz, Appetitlosigkeit, Nausea, Singultus, psychotische Symptome (selten)
Clonazepam	1 – 2	1,5 – 5	2 – 6	2 – 8	Somnolenz, Hypotonie, Ataxie, Hypersekretion d. Speichel- u. Bronchialdrüsen

Tritt nicht binnen 1 – 2 Wochen Anfallsfreiheit oder zumindest eine wesentliche Reduktion der Anfallsfrequenz ein, wird eine Hormonbehandlung mit Dexamethason oder ACTH begonnen. Vielfach werden die Hormone auch schon sofort nach Diagnosestellung eingesetzt. Ob ACTH oder Dexamethason, hängt mehr oder weniger von den Erfahrungen ab, die der einzelne Therapeut gemacht hat. Viele neigen heute dazu, sofort das ACTH einzusetzen. Von den im Handel befindlichen Präparaten ist das Acethropan® wegen seiner geringeren Nebenwirkungen gegenüber anderen Präparaten, z.B. dem Synacten®, vorzuziehen.

Dosierungen und wichtigste Nebenwirkungen der einzelnen Medikamente sind in Tab. 2 aufgeführt. Pharmakologische Daten siehe S. 56 (Tab. 4).

Anzustreben ist immer eine Monotherapie, d.h. Anfallsfreiheit möglichst mit der Gabe eines einzigen Medikamentes zu erzielen. Ob dieses Ziel erreicht wird, hängt von verschiedenen Faktoren ab, insbesondere vom Epilepsietyp. In Tab. 3 wird am Beispiel des Na-Valproat gezeigt, daß der Therapieerfolg mit diesem Medikament bei den einzelnen Anfallsformen sehr unterschiedlich ist. In der Tabelle ist zu erkennen, daß die Gabe eines zusätzlichen Medikamentes – mit Ausnahme der zusätzlichen Gabe von Ethosuximid bei der Behandlung von Absencen – nur noch in einer beschränkten Zahl von Fällen eine wesentliche zusätzliche Besserung erwarten läßt. Trotzdem wird man nicht umhin kommen, bei ungenügendem oder fehlendem Erfolg einer Monotherapie ein weiteres Medikament zu verabreichen. Man sollte jedoch immer daran denken, daß die Nebenwirkungen einer Kombinationstherapie gegenüber einer Monotherapie in der Regel sehr viel ausgeprägter sind. Außerdem sind bei einer Polytherapie mögliche

Tab. 3: Behandlungsergebnisse von generalisierten Epilepsien mit Na-Valproat-Monotherapie bzw. Kombinationstherapie (JEAVONS et al. 1980)

Anfallstyp	Zahl der Patienten	anfallsfrei unter Monotherapie	anfallsfrei unter Komb.-Therapie
Grand mal	45	31 (69%)	3 (7%)
Absencen	11	10 (91%)	–
atypische Absencen	43	28 (65%)	9 (21%)
massiver bil. Myoclonus	17	13 (76%)	–
myoclon.-astat. Anfälle	33	7 (21%)	1 (3%)
gesamt	149	89 (60%)	13 (9%)

Interaktionen zwischen den einzelnen Medikamenten zu beachten (Tab. 4).

Der Therapieerfolg hängt nicht nur ab von der jeweiligen Epilepsieform, sondern auch vom Ausprägungsgrad einer evtl. zugrundeliegenden Hirnschädigung, vom Alter des Patienten bei Beginn der Epilepsie und nicht zuletzt von der Dauer der bestehenden Erkrankung.

Ziel der Therapie ist es, Anfallsfreiheit zu erreichen, nicht nur eine Minderung der Anfallshäufigkeit. Der Wechsel eines Medikamentes oder die zusätzliche Gabe eines zweiten Wirkstoffes sollten immer erst dann erfolgen, wenn die zuerst verordnete Substanz sich auch bei ausreichend hoher Dosierung (Plasmaspiegelbestimmung!) und nach ausreichend langer Zeit der Behandlung als unwirksam erwiesen hat (s. Seite 56, Tab. 4).

Vor Änderung einer medikamentösen Therapie sollte man sich immer fragen:
- Wurde die richtige Diagnose gestellt?
- Wurde das richtige Medikament verordnet?
- Wurde das Medikament ausreichend hoch dosiert?
- Wurde das Medikament regelmäßig eingenommen?

Tab. 4: Mögliche Interaktionen bei einer Polytherapie

Medikament	mögliche Interaktionen	
Phenobarbital	Phenytoin	↑
	Carbamazepin	↓
	Primidon	↓
	Valproat	↓
Primidon	Phenytoin	↑↓
	Carbamazepin	↓
Phenytoin	Phenobarbital	↑
	Carbamazepin	↓
Carbamazepin	Phenytoin	↓
	Phenobarbital	↑
Valproat	Phenobarbital	↑
	Primidon	↑
Ethosuximid	Phenytoin	↑
	Valproat	↑

Genauso wichtig wie die medikamentöse Therapie und mit entscheidend für den Erfolg der Behandlung ist das ausführliche und wiederholte Gespräch mit den Eltern bzw. mit dem Patienten selbst. Man muß sich immer wieder vor Augen führen, daß für die Eltern und für den Betroffenen selbst die Diagnose „Epilepsie" bzw. „Anfallsleiden" ein einschneidendes Ereignis darstellt, das in seinen Auswirkungen zunächst gar nicht zu ermessen ist. Man ist immer wieder erstaunt darüber, wie wenig Eltern vor allem in einem Erstgespräch von den ihnen gegebenen Informationen mitbekommen haben. Der wesentliche Grund liegt vor allem darin, daß sie hier mit einem Begriff konfrontiert werden, mit dem sie in der Regel wenig anfangen können bzw. von dem die meisten völlig falsche Vorstellungen haben, Vorstellungen, die überwiegend mit Angst und Schrecken verbunden sind. Das geht nicht zuletzt aus einer Umfrage aus dem Jahre 1978 hervor, die vom EMNID-Institut im Auftrag der Deutschen Sektion der Internationalen Liga gegen Epilepsie durchgeführt wurde. Die Frage, ob Eltern ihrem eigenen Kind den Umgang mit einem anfallskranken Kind gestatten würden, wurde von 23% (!) verneint.

In den Gesprächen mit den Eltern werden viele Fragen angeschnitten werden müssen, etwa die Notwendigkeit der Behandlung, ihre Möglichkeiten, aber auch ihre Grenzen, das Auftreten evtl. Nebenwirkungen der medikamentösen Behandlung sowie die Frage, inwieweit erbliche Faktoren bei der Auslösung der Krankheit eine Rolle spielen. Es ist nicht sinnvoll, den Terminus „Epilepsie" zu vermeiden, da die Eltern und das Kind selbst mit Sicherheit früher oder später mit diesem Begriff konfrontiert werden. Es ist aber notwendig, die heutige Bedeutung des Wortes „Epilepsie" zu erklären und bestehende Vorurteile auszuräumen. Solche Gespräche erfordern einen erheblichen Zeitaufwand, sind aber im Hinblick auf die viele Jahre notwendige Zusammenarbeit zwischen Arzt, Patient und Eltern unbedingt erforderlich. Dabei sind Aufklärungsschriften, wie sie von der Deutschen Sektion der Internationalen Liga gegen Epilepsie herausgegeben werden, sehr hilfreich, sie können solche Gespräche jedoch niemals ersetzen.

Ein wesentlicher Bestandteil der Patientenführung besteht darin, diese zu einer geregelten Lebensführung zu veranlassen. Hierzu gehört vor allem ein ausreichender Nachtschlaf. Schlafentzug kann insbesondere bei Patienten mit generalisierten Epilepsien anfallsprovozierend wirken. Es ist sicher nicht sinnvoll, Jugendlichen den Alkohol gänzlich zu verbieten. Es gilt, die Patienten dazu zu bewegen, den Alkohol auf ein Mindestmaß zu beschränken. Gefährlicher als der Alkohol selbst ist sicher das häufig mit dem Alkoholgenuß verbundene Schlafdefizit. Überhaupt sollten Restriktionen nur auf das dringend notwendige Maß beschränkt werden. Es wäre gedankenlos, einem anfallskranken Kind z.B. den Sport gänzlich zu verbieten. Selbst bei erhöhter Anfallsgefährdung bestehen gegen sportliche Aktivitäten am Boden keinerlei Bedenken. In dieser Phase wird man natürlich Sportarten, die mit besonderen Gefahren verbunden sind, untersagen müssen, wie etwa Turnen am Hochreck, Klettern und Boxen u.a. Aber dies sollte nur für die Zeit erhöhter Anfallsgefährdung gelten; gleiches gilt auch für das Schwimmen.

Einer Überbehütung, die aus verständlicher Sorge um das Kind und aus Angst vor einem erneuten Anfall entsteht, muß von Anfang an energisch entgegengetreten werden, da sie zu einer Einengung des Erfahrungsraumes und zu einer Störung der Persönlichkeitsentwicklung führt. Es ist darauf hinzuwirken, daß die Aufnahme eines anfallskranken Kindes in den Kindergarten oder die schulische Eingliederung nicht abhängig gemacht wird von dem Anfallsleiden bzw. von der Zahl der Anfälle, sondern allein von der Leistungsfähigkeit des Kindes, die ggf. durch eine psychologische Untersuchung ermittelt werden muß. Das Risiko psychoreaktiver Störungen als Folge von Restriktionen ist in aller Regel größer als das Risiko einer Gefährdung durch einen unerwarteten Anfall (DOOSE, 1980).

Es wird häufig die Frage gestellt, ob eine ambulante Behandlung möglich ist oder ob die antikonvulsive Einstellung zunächst stationär erfolgen sollte. Diese Frage ist dahingehend zu beantworten, daß heute in den meisten Fällen eine ambulante Einstellung erfolgen kann. Das gilt für die überwiegende Mehrheit der Patienten mit generalisierten Anfällen ebenso wie für einen Großteil der Patienten mit partiellen Anfällen. Eine ambulante Behandlung ist schon deshalb sinnvoll, da die Einstellung immer nur langsam einschleichend begonnen werden darf, um die zu erwartenden Nebenwirkungen möglichst gering zu halten (als Ausnahme gilt hier lediglich das Phenytoin, das keine wesentliche zentralnervös-dämpfende Wirkung hat), und ein Therapieerfolg sich häufig erst nach Wochen einstellt und somit ein stationärer Aufenthalt immer eine mehrwöchige Trennung vom Elternhaus bedeuten würde. Eine stationäre Behandlung wird dann erwogen werden müssen, wenn die Therapie nicht innerhalb eines bestimmten Zeitraumes zum Erfolg führt. Dazu ist es notwendig zu wissen, wann nach Einsetzen der Behandlung mit dem vollen Therapieeffekt zu rechnen ist. Das ist für die einzelnen Medikamente nach sehr unterschiedlicher Zeit der Fall (siehe S. 56, Tab. 4).

Stationäre Behandlung wird immer notwendig sein bei gehäuft auftretenden Anfällen, vor allem großen Anfällen, bei BNS-Anfällen und in den Fällen, in denen befürchtet werden muß, daß die vorgeschlagenen Maßnahmen möglicherweise nicht oder nicht in ausreichendem Maße befolgt werden.

Bei ambulanter Behandlung sollte den Eltern immer ein Therapieplan in schriftlicher Form mitgegeben werden, der medikamentöse Änderungen und notwendige ambulante Kontrolluntersuchungen zeitlich genau festlegt. Die

Eltern erhalten Anweisungen, daß und wie sie einen Anfallskalender führen müssen. Um ihnen die regelmäßige Gabe des Medikamentes zu erleichtern, die ja meistens zwei- bis dreimal/Tag erfolgen muß, ist die Verordnung einer Tablettenbox häufig hilfreich.

Sehr wichtig ist die Frage, was während einer antiepileptischen Therapie zu beachten ist.

Hier können nur allgemeine Regeln aufgestellt werden, die modifiziert werden müssen in Abhängigkeit von der Art der Epilepsie und vom Epilepsieverlauf und die bestimmt werden von dem jeweils verabreichten Medikament.

Die Kontrolluntersuchungen sollten beinhalten (Tab. 5):

1. eine klinisch-neurologische Untersuchung, um klinisch erkennbare Nebenwirkungen frühzeitig zu erfassen und das psychisch-geistige Leistungsvermögen des Patienten zu beurteilen. Werden Probleme im Leistungs- oder Verhaltensbereich deutlich, etwa in der Schule, im Kindergarten oder innerhalb der Familie, ist häufig eine zusätzliche psychologische Untersuchung notwendig.

2. eine EEG-Kontrolle zur frühzeitigen Erfassung eines Rezidivs. Hierzu ist allerdings zu betonen, daß nicht bei allen Epilepsieformen EEG-Befund und klinischer Verlauf immer übereinstimmen. Während bei den generalisierten Epilepsien und bei den BNS-Anfällen des Säuglings im allgemeinen sehr enge Korrelationen bestehen, gilt dies nicht für die partiellen Epilepsien. In diesem Fall darf der EEG-Befund nicht überbewertet werden, insbesondere im Hinblick auf die Änderung einer medikamentösen Therapie. Entscheidend für eine Medikamenten-Änderung sollte immer die Klinik sein, d.h. ob der Patient Anfälle hat oder nicht.

Tab. 5: Kontrolluntersuchungen bei ambulanter Überwachung

Zwischenanamnese (Anfälle? Familiensituation, Schule u.a.)
klinisch-neurologische Untersuchung (Ataxie?)
evtl. psychologische Untersuchung
EEG-Kontrolle
Kontrolle der Laborparameter
(Blutbild einschließlich Diff.-Blutbild und Thrombo.,
GGT, SGPT, SGOT, alk. Phosphatase,
evtl. Gerinnungsstatus, evtl. Amylase,
Urinstatus, Kreatinin)
Plasmaspiegelbestimmung

3. die Kontrolle verschiedener Laborparameter. Welche Laboruntersuchungen durchgeführt werden, richtet sich nach der Art des verordneten Medikamentes. Es empfiehlt sich, vor Beginn einer antiepileptischen Langzeitmedikation routinemäßig das Blutbild einschließlich Differentialblutbild und Thrombozyten, die Leberfermente einschließlich Quickwert und alkalischer Phosphatase, das Kreatinin und – sofern Natriumvalproat verordnet werden soll – einen Gerinnungsstatus einschließlich PTT und Plasmathrombinzeit sowie einen Urinstatus durchzuführen.

Die Frage, die immer wieder gestellt wird, ist die nach den Konsequenzen, wenn von der Norm abweichende Laborbefunde erhoben werden.

Seit Ende der 60er Jahre ist eine Häufung rachitis-ähnlicher Symptome bei antikonvulsiv behandelten Kindern bekannt. Besonders gefährdet sind Patienten unter Kombinationstherapie sowie Mehrfachbehinderte, bei denen eine adäquate Ernährung und normale Sonnenexposition nicht gewährleistet ist. Es ist deshalb notwendig, in regelmäßigen Abständen die alkalische Phosphatase zu kontrollieren und bei deutlicher Erhöhung dieses Enzyms Vitamin D zu verabreichen.

Häufig findet man Aktivitäts-Erhöhungen der Leberenzyme im Serum, insbesondere der Gamma-GT. Diese ist bei fast allen antikonvulsiv behandelten Kindern erhöht, die Aktivitätssteigerung kann bis zum Zehnfachen der oberen Normgrenze betragen. Die klinische Erfahrung zeigt jedoch ganz eindeutig, daß der isolierten Erhöhung der Gamma-GT und auch einer seltener zu beobachtenden geringen Erhöhung der GPT keine klinische Relevanz zukommt. Sie ist lediglich Ausdruck einer Enzyminduktion, also einer Adaptation der Leber, und gibt damit keinerlei Anlaß zur Beunruhigung oder gar Änderung des therapeutischen Regimes. Bei Erhöhung der GOT sind kurzfristige und regelmäßige Kontrollen notwendig. Erst bei zunehmendem Anstieg dieses Ferments müssen Überlegungen einsetzen, ob eine medikamentöse Reduktion notwendig ist.
Eine Entscheidung wird immer nur unter Berücksichtigung der auf das Anfallsleiden zu erwartenden Auswirkungen zu treffen sein.

Leukopenien findet man gelegentlich unter Phenytoin- und Carbamazepin-Langzeittherapie; sie sind fast immer zu tolerieren. Die Toleranzgrenze liegt bei 3000 Leukozyten bzw. 1500 neutrophilen Granulozyten als Absolutwert. Auch ein Befund unterhalb dieses Grenzwertes sollte zunächst kontrolliert werden, da meistens eine spontane Erholung der Leukozyten eintritt. Nicht selten ist auch ein Virusinfekt für die Leukopenie verantwortlich. Gleiches gilt auch für die Thrombozytopenie. Hier setzen wir die Grenze bei 100 000 an. Werte unter 100 000 Thrombozyten sind zunächst immer erst einmal kontrollbedürftig, da die Werte außerordentlich schwanken können. Denken sollte man auch immer an einen Laborfehler. Thrombozyten und der Gerinnungsstatus müssen regelmäßig kontrolliert werden bei Therapie mit Natriumvalproat, vor allem im Beginn der Therapie. Ganz vereinzelt sind unter dieser Behandlung letal verlaufende Hepatosen und auch Pankreatitiden bekannt geworden. Nach den bisherigen Erkenntnissen haben bei einem Teil dieser Fälle angeborene Enzymdefekte vorgelegen.

Eine Kontrolle der Nierenwerte sowie des Urinstatus ist nur in größeren Abständen notwendig, um eine evtl. vorliegende Eliminationsstörung frühzeitig aufzudecken.

Im allgemeinen erfolgen in den ersten 6 Monaten nach Therapiebeginn alle 4 – 8 Wochen Kontrolluntersuchungen, im weiteren Verlauf dann in 4- bis 6monatigen Abständen. Die Häufigkeit der Kontrolluntersuchungen hat sich nach der Epilepsieform und den im Rahmen dieser Kontrollen erhobenen Befunden zu richten.

Zum Schluß sollen noch einige prinzipielle Anmerkungen zur Beendigung einer antikonvulsiven Langzeittherapie gemacht werden, da man in der Regel von den Eltern eines anfallskranken Kindes schon vor Beginn einer Behandlung gefragt wird, wie lange diese Therapie erfolgen müsse und wann mit dem Absetzen begonnen werden könne.

Als Regel gilt, daß die Therapie, unter der Anfallsfreiheit erzielt worden ist, über drei Jahre fortgesetzt wird, ehe mit einer vorsichtigen Reduktion begonnen werden sollte. Während dieser Zeit sollte sich auch das EEG normalisieren, zumindest nicht verschlechtern.

Wenn eine Medikamentenreduktion erfolgt mit dem Ziel, die Therapie eines Tages ganz zu beenden, sollte die Reduktionsphase nicht kürzer als zwei Jahre betragen. Auch während dieser Reduktionsphase sollte sich das EEG möglichst nicht verschlechtern.

Dennoch ist auch bei Einhaltung dieser Prinzipien mit einer Rückfallquote, d.h. einem Epilepsie-Rezidiv, von 25%, nach manchen Autoren bis zu 50% zu rechnen. Diese unterschiedlichen Zahlenangaben hängen ab vom Epilepsietyp und auch davon, wie lange die einzelnen Patienten verfolgt worden sind bzw. wann man bei einem nach Jahren auftretenden einzelnen Anfall schon von einem Rezidiv spricht. Hier sind die gleichen Kriterien anzuwenden wie bei erstmaliger Diagnosestellung, d.h., ein Rezidiv liegt erst dann vor, wenn sich die Anfälle innerhalb eines bestimmten Zeitraumes mehrfach wiederholt haben.

Es gibt verschiedene Kriterien, bei deren Vorliegen erfahrungsgemäß besonders häufig mit einem Rezidiv gerechnet werden muß und die deshalb eine längere Behandlungszeit als drei Jahre erfordern:

1. frühere Anfallsrezidive unter Therapie,
2. Zunahme hypersynchroner Aktivität im EEG,
3. kombinierte Anfälle, besonders die Kombination von psychomotorischen (komplexen Partialanfällen) und Grand mal-Anfällen,
4. wenn die Ersteinstellung sehr schwierig war, d.h. Anfallsfreiheit erst nach längerer Zeit und mehreren Therapieversuchen bzw. nur mit einer Kombinationstherapie erreicht werden konnte. Als Regel sollte hier gelten, daß man die drei anfallsfreien Jahre noch um die Zeit verlängert, die bis zum Erreichen völliger Anfallsfreiheit verstrichen ist.
5. Bei Patienten mit generalisierten Anfällen sollte möglichst nicht während der Pubertät mit dem Absetzen begonnen werden.

Da die Prognose nach einem Epilepsie-Rezidiv durch Dosis-Verminderung oder -Absetzen relativ günstig bleibt, d.h. sich die reaktivierte Epilepsie durch erneute Langzeittherapie in der Regel wieder ebenso gut beeinflussen läßt wie vor dem Absetzversuch, manchmal allerdings mit einer etwas höheren Dosis, sollte das Risiko eines Epilepsie-Rezidivs eingegangen werden. Die Entscheidung für oder gegen einen Absetzversuch hängt nicht zuletzt ganz wesentlich auch von psychosozialen Problemen ab, die sich aus einem Rezidiv ergeben können.

Literatur

Doose, H.:
Zerebrale Anfälle im Kindesalter. Desitin-Werk Carl Klinke GmbH, Hamburg 1980

Groß-Selbeck, G.:
Pharmakotherapie der Organsysteme: Antiepileptica. In: H. P. Kuemmerle, G. Hitzenberger: Klinische Pharmakologie, 4. Aufl. ecomed, München – Landsberg (im Druck)

Groß-Selbeck, G.:
Natriumvalproat-Monotherapie der primär generalisierten Anfallsformen im Kindesalter. Labaz, München 1981

Janz, D.:
Rückfall-Prognose während und nach Reduktion der Medikamente bei Epilepsiebehandlung. Jahrestagung der Deutschen Sektion der Internationalen Liga gegen Epilepsie, Marburg 1981

Jeavons, P. M., A. Covanis, A. K. Gupta, J. E. Clark:
Monotherapy with sodium valproate in childhood epilepsy. In: Parsonage, M. J., A. D. S. Coldwel (Eds.): The Place of Sodium Valproate in the Treatment of Epilepsy. The Royal Soc. Med., Academic Press. Inc., London 1980

Kruse, R.:
Ambulante Epilepsiebehandlung. Schweiz. Rundschau Med. (PRAXIS) 66 (1977) 1359 - 1371
Matthes, A.:
Epilepsie. 3. Aufl. Thieme, Stuttgart 1977
Matthes, A:
Vademecum Antiepilepticum 1981/82. pädiat. prax. 26 (1982) 41 - 55
Schmidt, D.:
Behandlung der Epilepsien. Thieme, Stuttgart - New York 1981
Shorvon, S. D., D. Chadwick, A. W. Galbraith, E. H. Reynolds:
One drug for epilepsy. Brit. Med. J. 1 (1978) 474
Vassella, F.:
Phenytoin (DPH) in der Pädiatrie. Sozialpädiatrie 4 (1982) 87 - 90

Wert und Unwert von Plasmaspiegelbestimmungen bei antikonvulsiver Therapie

D. Karch

Einleitung

Die Bestimmung des Medikamentenspiegels im Blut bzw. Plasma von Patienten mit chronischem Anfallsleiden ist in den letzten Jahren immer mehr zu einer Routinemaßnahme geworden. Meist werden die Spiegel gaschromatographisch oder durch Enzymimmunoassay bestimmt. Beide Methoden sind gut geeignet, relativ rasch und zuverlässig die Spiegel aller üblicherweise verabreichten Antikonvulsiva oder ihrer wirksamen Metabolite zu bestimmen. Dennoch ist der Wert oder Unwert von Plasmaspiegelbestimmungen noch nicht völlig klar, da sie grundsätzlich nur einen Einblick in die Pharmakokinetik eines Medikamentes geben können.

Pharmakokinetik

Der Wirkstoff eines Medikamentes wird im Magen oder Dünndarm freigesetzt, resorbiert, verteilt sich im Körper, wird verstoffwechselt und schließlich eliminiert (Abb. 1). Am Zielort entfalten der Wirkstoff oder seine Meta-

FREISETZUNG	GALENIK
RESORPTION VERTEILUNG STOFFWECHSEL AUSSCHEIDUNG	KINETIK
REZEPTOR/ANTWORT	DYNAMIK

Abb. 1: Faktoren, welche die Verfügbarkeit und die Wirkung der Medikamente beeinflussen.

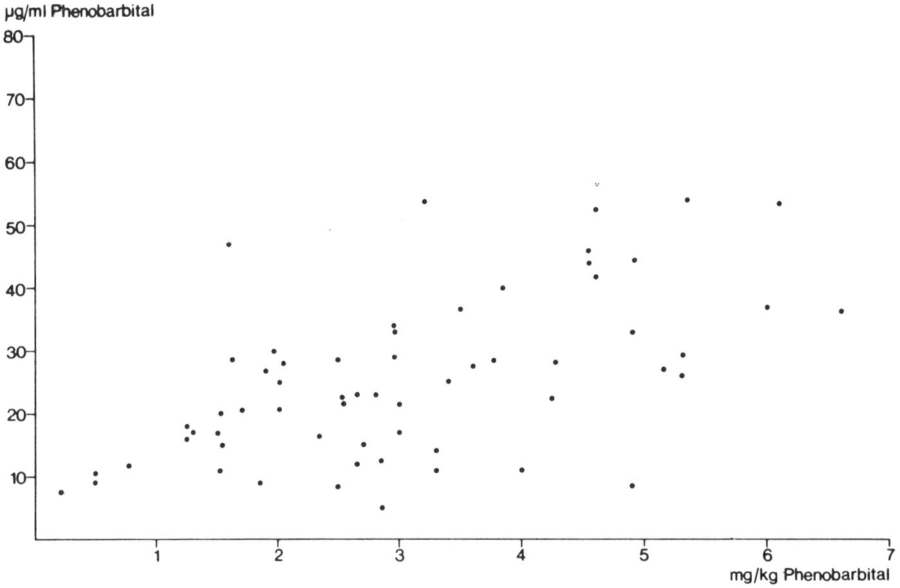

Abb. 2: Interindividuelle Streuung der Plasmaspiegel von Phenobarbital bei gleicher Dosierung und gleichen Abnahmebedingungen (SCHMIDT 1981).

bolite ihre pharmakodynamische Wirkung. Die Pharmakokinetik unterliegt *interindividuell* großen Unterschieden. Bei gleicher Dosierung streuen die Plasmaspiegel sehr stark, wie dies in Abb. 2 am Beispiel von Phenobarbital demonstriert wird. Außerdem schwanken die Spiegel *tageszeitlich.* Diese Schwankungen sind um so größer, je kürzer die Halbwertszeit eines Medikamentes ist. Die *Halbwertszeit* gibt an, wie groß die Zeitspanne ist, bis eine bestimmte Menge bzw. Konzentration eines Wirkstoffs auf die Hälfte abgefallen ist. Die Halbwertszeit wird beeinflußt durch die Elimination und Verteilung. Phenobarbital, Ethosuximid, Clonazepam und Phenytoin haben eine lange, Primidon, Carbamazepin und Valproinsäure eine kurze Halbwertszeit (Tab. 4). Wie stark die tageszeitlichen Schwankungen bei Carbamazepin sein können, zeigt Abb. 3. Nicht bei allen Antikonvulsiva verläuft die Elimination und Metabolisierung *linear.* Bei Phenytoin steigt der Spiegel von einer bestimmten Höhe steil an, was auf einer Sättigung des Enzymsystems beruht (Abb. 4). Bei Carbamazepin verringert sich die Halbwertszeit bei Dauertherapie, d.h., der Wirkstoffspiegel sinkt nach einigen Tagen ab. Wird die Dosis weiter erhöht, kann der Spiegel wieder deutlich ansteigen (Tab. 1).

Die *Verteilung* eines Arzneimittels erfolgt in unterschiedliche Gewebe: Blut, Interstitium, Intrazellulärraum; z.T. bindet sich der Wirkstoff an Gewebe. Die Verteilung hängt ab von der Lipid- oder Wasserlöslichkeit, der Eiweiß-

Tabelle 1: Carbamazepinspiegel im Serum unter Langzeitmedikation in Abhängigkeit von der Dosierung. Untersuchungen an Kindern und Erwachsenen mit Epilepsie in Düsseldorf (Gauchel et al. 1975)

Zahl der Beobachtungen	Carb.-Dosis (mg/die)	Serumkonzentration (mg/l)	Mittelwert der Serumkonzentration (mg/l)
4	400	1,8 – 5,7	3,1
10	600	2,4 – 8,4	4,6
11	800	2,8 – 9,7	6,8
2	1000	7,3 – 9,7	8,5
4	1200	5,5 – 8,6	7,0

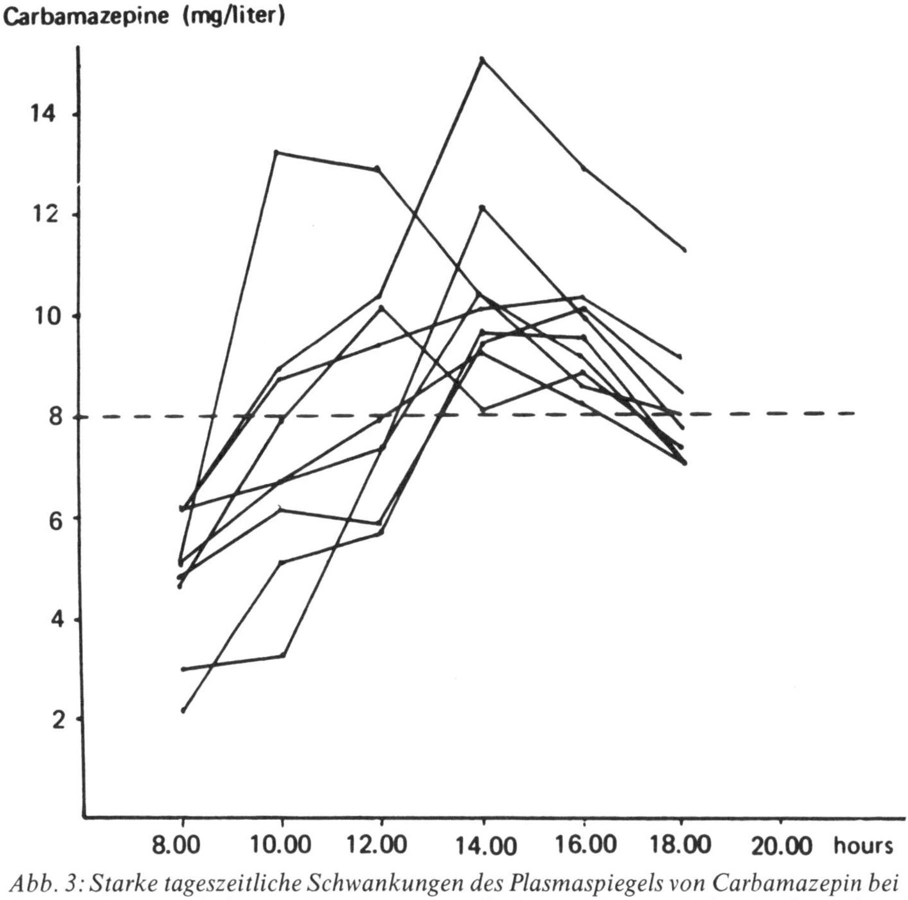

Abb. 3: Starke tageszeitliche Schwankungen des Plasmaspiegels von Carbamazepin bei 9 Patienten mit Epilepsie. Die Patienten erhielten z.T. zusätzliche Antikonvulsiva (Höppener et al. 1980).

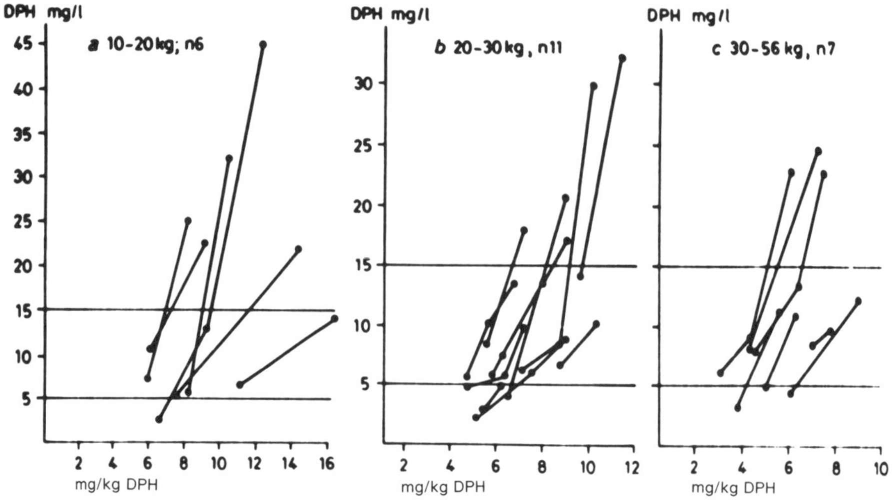

Abb. 4: Nichtlineare Pharmakokinetik von Phenytoin bei einigen Kindern mit unterschiedlichem Körpergewicht. Bei Erhöhung der Dosis steigt der Spiegel im Plasma überproportional an. a, b, c = Körpergewicht (NOLTE et al. 1975).

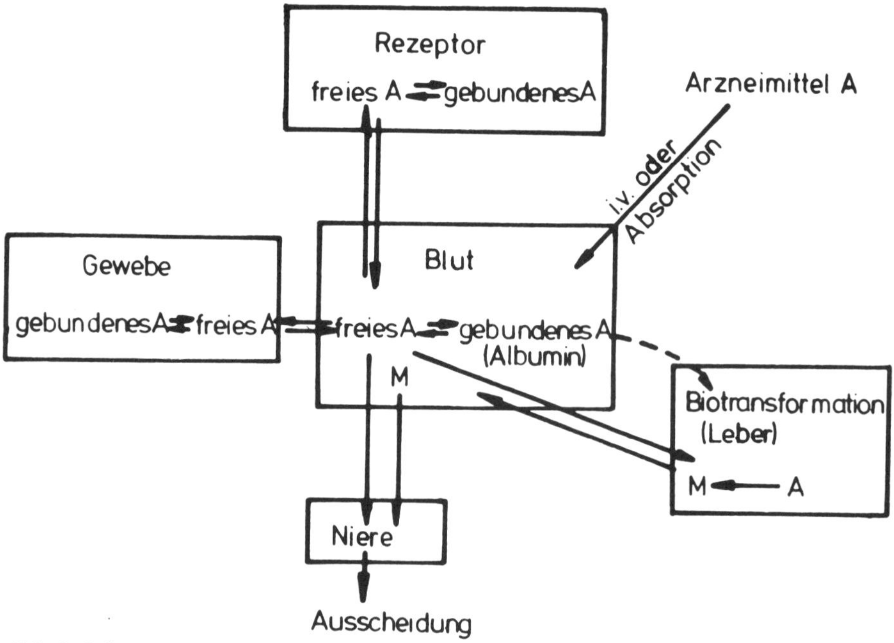

Abb. 5: Schematische Darstellung der wichtigsten Verteilungswege eines Arzneimittels in den Körperkompartimenten. Arzneimittel (A) und seine Metabolite (M) können an Eiweiß gebunden und frei im Plasma und im Gewebe vorkommen. Nur der freie Anteil kann die Zellgrenzstrukturen passieren (KLOTZ 1979).

bindung im Blut und anderen Faktoren (Abb. 5). Von praktischem Interesse ist die *Eiweißbindung* im Blut, da nur der freie, nicht an Eiweiß gebundene Anteil die Bluthirn- und Blutliquorschranke überwindet. Die Eiweißbindung im Plasma ist bei Primidon, Phenytoin und Valproinsäure sehr hoch (über 80%), bei Ethosuximid dagegen minimal (Tab. 4). Normalerweise wird der Gesamtspiegel eines Medikamentes im Plasma bestimmt, ein Rückschluß auf den Liquor oder Gehirngewebsspiegel ist nur bedingt möglich. Da der freie Anteil auch gut in die Speichelflüssigkeit gelangt, wird versucht, über den Spiegel im *Speichel* bessere Hinweise auf den Liquorspiegel zu erlangen. Bei Phenytoin, Carbamazepin und Ethosuximid ist dies möglich (TROUPIN und FRIEL 1975, HORNING 1977, RYLANCE und MORELAND 1981, BARTELS 1981). Die Konzentration von Phenobarbital und Primidon hängt ab von der Flußrate des Speichels und korreliert daher nicht gut mit dem Plasmaspiegel (BARTELS 1981). Die Bestimmung des Medikamentenspiegels im Speichel hat zwar den Vorteil, weniger eingreifend zu sein, sie stellt aber an das Labor höhere Anforderungen, da die Konzentrationen z.T. wesentlich geringer sind.

Der Wert bzw. Unwert von Plasmaspiegelbestimmungen mißt sich vor allem an der Korrelation von Plasmaspiegel und Konzentration am *Wirkort* selbst. Die Höhe des Plasmaspiegels und die Konzentration eines Antikonvulsivums im Gehirngewebe sind in der Regel prinzipiell recht gut miteinander korreliert (HOUGHTON et al. 1975). Das Ausmaß dieser Korrelation ist aber von Antikonvulsivum zu Antikonvulsivum verschieden. So binden sich Phenytoin und Carbamazepin an Phospholipide und Proteine des Gehirngewebes (GOLDBERG et al. 1978 und 1980). Ihre Konzentration ist daher im Gehirngewebe 6 – 10fach so hoch wie im Liquor. Valproinsäure bindet sich dagegen nicht an Gehirngewebe, obwohl nachgewiesen ist, daß seine Wirkung lange anhalten kann (Diskussion bei GOLDBERG et al. 1980). Auch die Konzentration von Diazepam sinkt rasch ab. Verabreicht man Diazepam intravenös, so ist bereits nach etwa 40 Minuten die Gehirngewebskonzentration wieder unter einen wirksamen Bereich abgesunken (RAMSAY et al. 1979).

Wenig gesicherte Kenntnisse bestehen über die eigentlichen *pharmakodynamischen* Wirkungen der Antikonvulsiva. Bisher konnten nur bei Benzodiazepinen Rezeptoren nachgewiesen werden, deren Liganden aber noch nicht sicher erkannt worden sind. Die Existenz von spezifischen Rezeptoren läßt sich bei Phenytoin und Carbamazepin vermuten. Der langfristige Effekt von Valproinsäure läßt sich möglicherweise durch einen direkten Eingriff in den Metabolismus der Nervenzellen erklären.

Therapeutischer Bereich

Plasmaspiegelbestimmungen lassen im Einzelfall nur sehr bedingt Rückschlüsse auf die Wirkstoffkonzentration im Gehirn oder gar auf pharmakodynamische Wirkungen zu. Dennoch weiß man aus klinischen Studien, daß insgesamt eine ausreichend gute Korrelation zwischen der Höhe des Plasmaspiegels und der erwünschten Wirkung eines Antikonvulsivums besteht. Aus diesen Studien läßt sich auch ein sogenannter *therapeutischer Bereich* eines Antikonvulsivums abschätzen. Oberhalb dieses Bereichs ist in der Regel mit einer toxischen, unterhalb nicht mehr mit einer Wirkung zu rechnen (Abb. 6). Der therapeutische Bereich ist bei einigen Antikonvulsiva sehr breit (Tab. 4). Die Grenzen nach unten und oben sind fließend. Es ist daher wichtig, daraufhinzuweisen, daß bei klinisch guter Einstellung des Anfallsleidens die Dosierung nicht geändert werden soll nur auf Grund nicht optimaler Plasmaspiegel. Insbesondere braucht der Spiegel nicht in den therapeutischen Bereich angehoben zu werden, wenn Anfallsfreiheit besteht.

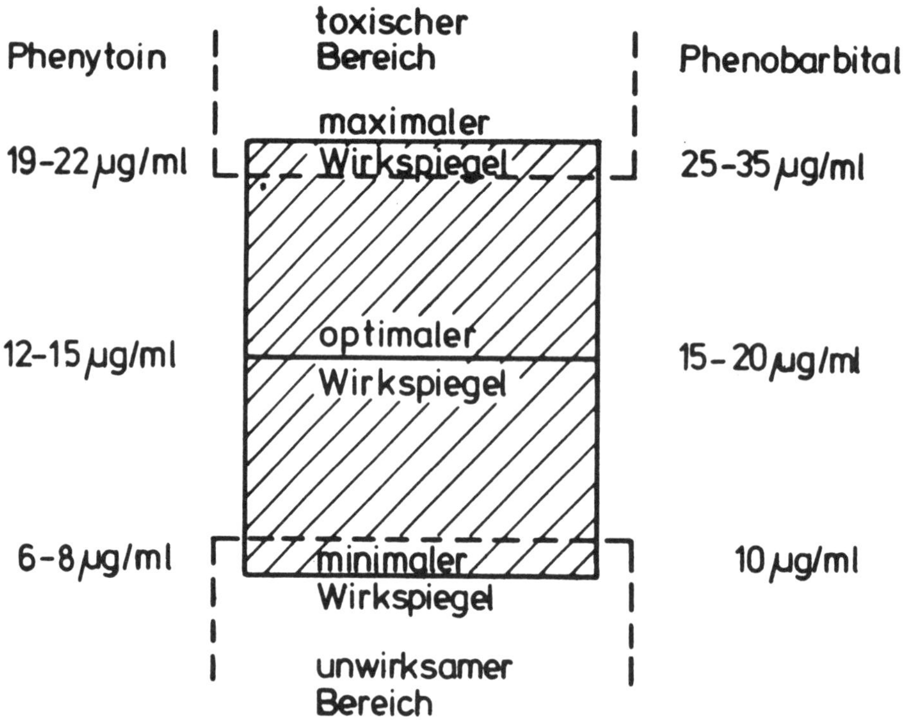

Abb. 6: Therapeutischer Bereich am Beispiel von Phenobarbital und Phenytoin. Die Grenzen zu dem toxischen bzw. unwirksamen Bereich sind fließend (KLOTZ 1979).

Indikationen zur Plasmaspiegelbestimmung

Die *Indikation* zur Plasmaspiegelbestimmung ergibt sich im wesentlichen aus zwei Fragenkomplexen: 1) Warum bleibt eine erwünschte Wirkung ganz oder teilweise aus? 2) Besteht Verdacht auf eine toxische Wirkung der Medikamente? Für den Kinderarzt ergeben sich spezielle Probleme bei der Pharmakotherapie von Neugeborenen und Säuglingen. Die wichtigsten Indikationen sind in Tabelle 2 aufgeführt und sollen im einzelnen besprochen werden.

Tabelle 2: Indikationen zur Plasmaspiegelbestimmung

1) Ausbleiben der erwünschten Wirkung
Medikamenteneinnahme
ja/nein?
regelmäßig/unregelmäßig?
Pharmakokinetik
genetisch bedingte Unterschiede?
tageszeitliche Schwankungen?
Interaktionen mit anderen Medikamenten?
Grunderkrankung
Schwangerschaft
2) Verdacht auf toxische Wirkungen
3) Bei Säuglingen und Kleinkindern

1) Warum bleibt die erwünschte Wirkung aus?
Zunächst läßt sich überprüfen, ob überhaupt Medikamente *eingenommen* worden sind. Bei Medikamenten mit langer Halbwertszeit und insbesondere bei Therapie mit Primidon läßt sich erkennen, ob die Medikamente regelmäßig eingenommen werden. Bei allen Arzneimitteln wird nach einiger Zeit regelmäßiger Einnahme ein Stadium des Gleichgewichts der Pharmakokinetik („steady state") erreicht. Bei Arzneimitteln mit langer Halbwertszeit gibt es in diesem Stadium nur noch geringe tageszeitliche Schwankungen. Primidon wird in zwei Metabolite verstoffwechselt, daher werden in der Regel Phenobarbital und Primidon bestimmt. Da die Halbwertszeit von Phenobarbital wesentlich länger als die von Primidon ist, kumuliert Phenobarbital. Sein Spiegel ist etwa doppelt so hoch wie der von Primidon.

Ein wichtiger Störfaktor kann die gleichzeitige Behandlung mit anderen Arzneimitteln, insbesondere auch Antikonvulsiva, sein. Es können *Interaktionen* bei der Eiweißbindung, der Metabolisierung und der Elimination auftreten. So sinken z.B. die Serumspiegel von Antikoagulantien ab, wenn gleichzeitig Phenobarbital oder Phenytoin gegeben werden muß. Diese Interaktionen sind bei Phenobarbital und Phenytoin gut bekannt. Sie sind bei SCHMIDT (1981) ausführlich dargestellt und sollen hier nicht im einzelnen diskutiert werden. Auf die Wechselwirkungen bei antikonvulsiver Polytherapie soll etwas genauer eingegangen werden. Hier verlaufen die Interaktionen nicht bei allen Patienten gleich, z.T. sogar völlig entgegengesetzt. Es liegen auch widersprüchliche Ergebnisse vor (KUTT 1975, PIPPENGER et al. 1978, WINDORFER et al. 1977). Einige Beispiele können die Problematik verdeutlichen. Bei zusätzlicher Gabe von Phenobarbital kann durch Enzyminduktion der Metabolismus aktiviert und der Plasmaspiegel von Carbamazepin, Phenytoin und Dexamethason gesenkt werden. Andererseits kann der Phenobarbitalspiegel bis in den toxischen Bereich ansteigen, wenn zusätzlich Valproinsäure eingenommen wird. Valproinsäure kann Phenytoin aus seiner Eiweißbindung im Serum verdrängen, wodurch die Konzentration im Liquor und Gehirngewebe ansteigen kann, ohne daß sich der Gesamtplasmaspiegel ändert. Die wichtigste Aufgabe des behandelnden Arztes bleibt es daher, bei Polytherapie besonders sorgfältig auf alle Änderungen im klinischen Zustand des Patienten zu achten; Plasmaspiegel-Bestimmungen sind hierbei eine wertvolle Hilfe.

Eine weitere Indikation zur Plasmaspiegelbestimmung sind *Erkrankungen* von Leber und Niere, die den Metabolismus, die Eiweißbindung und die Elimination beeinflussen können. Auch während der Schwangerschaft ändert sich die Pharmakokinetik der Arzneimittel, die Schwankungen werden größer, häufig sinken die Spiegel der Antikonvulsiva ab.

2) Verdacht auf toxische Wirkungen

Bei klinisch eindeutigen *toxischen* Symptomen muß sofort reagiert werden; die Spiegelbestimmung hat nur die Aufgabe, eine bereits gestellte Diagnose zu sichern und ihr Ausmaß besser beurteilen zu können. Bei Verdacht auf toxische Wirkungen kann die Plasmaspiegelbestimmung insbesondere bei Polytherapie eine Hilfe sein. Symptome wie Erbrechen, Ataxie und Tremor können durch verschiedene Antikonvulsiva hervorgerufen werden. Die Spiegelbestimmung kann den entscheidenden Hinweis geben. Zu beachten ist, daß *unerwünschte* Wirkungen der Antikonvulsiva zum Teil unabhängig von der Höhe des Spiegels auftreten können. Für Carbamazepin wurde dies von FRÖSCHER (1977) gut demonstriert (Abb. 7).

3) Säuglinge und Kleinkinder

Während beim Neugeborenen die Halbwertszeit von Phenobarbital und Phenytoin etwa so lang wie beim Erwachsenen ist (PAINTER et al. 1981), wird sie im Säuglings- und Kleinkindalter deutlich kürzer (Tab. 3). Für Carba-

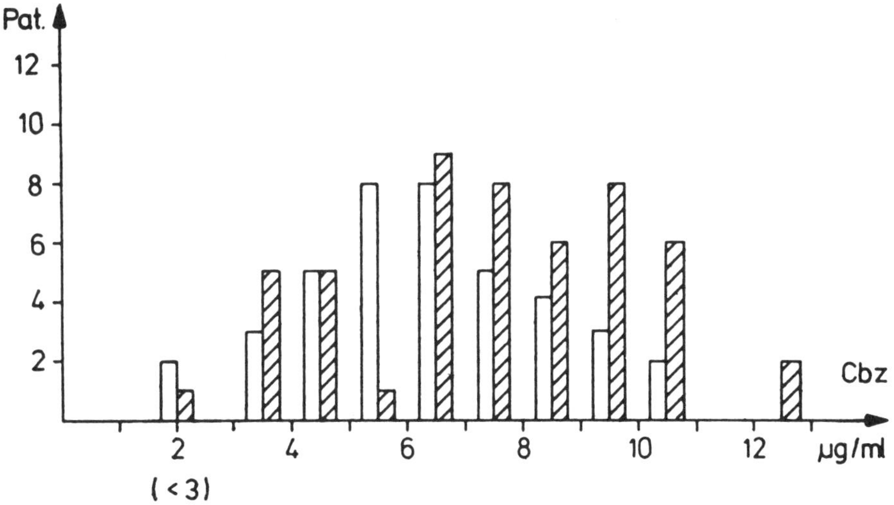

Abb. 7: Häufigkeit von unerwünschten Wirkungen in Abhängigkeit von der Höhe des Serumspiegels bei Carbamazepin. Weiße Säulen = Patienten ohne Nebenwirkungen, schraffierte Säulen = Patienten mit Nebenwirkungen (Fröscher 1977).

mazepin, Primidon und Valproinsäure liegen keine genauen Daten über die Pharmakokinetik im Säuglingsalter vor. Wahrscheinlich ist aber auch bei diesen Medikamenten die Halbwertszeit deutlich kürzer als beim Erwachsenen. Möglicherweise liegt hier auch die Ursache für die geringe Wirksamkeit von Carbamazepin im Säuglingsalter. Wegen der kürzeren Halbwertszeit werden die Antikonvulsiva im Kindesalter mehrfach am Tag verabreicht.

Tabelle 3: Halbwertszeit einiger Antikonvulsiva im Kindesalter (in Stunden)
Alle Werte sind ungefähre Angaben, unter Berücksichtigung unterschiedlicher Literaturangaben, siehe auch Schmidt 1981.

	Phenytoin	Phenobarbital	Primidon	Carbamazepin	Diazepam	Ethosuximid
Erwachsene	11 – 97	50 – 141	3 – 13	12 – 17/19; 8 ± 4	20 – 40	48 – 60
Schulkinder	?	37 – 73	4,5 – 11	12 (?)		
Kleinkinder	1 – 16				{ 17 ± 3/	
Säuglinge	4 – 15	63 ± 4			10 ± 2	
Neugeborene	7 – 42	60 – 180[1]		8,5 ± 2,8	31 ± 2	

[1] Jalling 1975

Tabelle 4: Klinisch-pharmakologische Daten von Antikonvulsiva

Medikament	Waren-zeichen	Tagesdosis (mg/kgKG)	Halbwertszeit (Stunden)	Optimale Plasmakon-zentr. (µg/ml)	Plasma-Protein-bindung	Steady state nach: (Tage)
Barbiturate Tabl. 0,015; 0,025; 0,05; 0,06; 0,1	Luminal Phenaemal Prominal Maliasin	2 – 6 (– 10 bei Säuglingen)	63 – 141 (bei Epilepsie-Patienten)	10 – 40	ca. 50%	8 – 21
Carbamazepin Tabl. 0,2; 0,1; Saft 5 ml = 0,1	Tegretal Timonil	10 – 20	12 – 20 (bei Dauertherapie) ca. 36 (zu Beginn)	4 – 12	ca. 33%	4 – 7
Clonazepam Tabl. 0,0005; 0,002 Tropf. 1 Tr. = 0,0001	Rivotril	0,1 – 0,3	13 – 42	0,03 – 0,06	ca. 50 – 80%	4 – 8
Ethosuximid Kps. 0,25 Saft 5 ml = 0,25	Petnidan Pyknolepsin Suxinutin	10 – 20 (– 30)	48 – 60	40 – 120	0%	2 – 8
Phenytoin Tabl. 0,1 Kaps. 0,1; Susp. 5 ml = 0,03	Phenhydan Zentropil Epanutin	7 – 10	11 – 97	5 – 25	ca. 90%	5 – 15
Primidon Tabl. 0,25 Saft 5 ml = 0,125	Liskantin Mylepsin Resimatil	10 – 20	3 – 13	4 – 12	ca. 80%	2 – 3
Valproinsäure Tabl./Drag. 0,15; 0,3; 0,5; 0,6 Kaps. 0,15; 0,3 Lösg. 1 ml = 0,3 Saft 5 ml = 0,3	Convulex Ergenyl Leptilan Mylproin Orfiril	20 – 30 (– 60?)	4 – 17	40 – 100 (?)	>90%	2 – 4

Beachte: Im Säuglings- und Kindesalter liegen die Halbwertszeiten meist im unteren und mittleren Bereich der angegebenen Werte.

Vorgehen bei der Spiegelbestimmung

Je nach Fragestellung und Arzneimittel kann nüchtern oder 2 – 3 Stunden nach der Medikamenteneinnahme der Spiegel bestimmt werden. Bei Antikonvulsiva mit kurzer Halbwertszeit müssen eventuell durch mehrere Untersuchungen die tageszeitlichen Schwankungen erfaßt werden; bei Antikonvulsiva mit langer Halbwertszeit genügt eine Blutentnahme. Die Plasmaspiegel sollten grundsätzlich erst nach Erreichen des steady state bestimmt werden, der z.B. bei Phenobarbital erst nach 2 – 3 Wochen erreicht wird (Tab. 4).

Zusammenfassung

Plasmaspiegelbestimmungen sind eine wertvolle Hilfe bei der Behandlung von anfallskranken Kindern, wenn der Therapieerfolg nicht optimal ist oder gar fehlt, wenn der Verdacht auf toxische Wirkungen besteht und wenn durch eine Polytherapie Interaktionen zu befürchten sind. Bei klinisch guter Behandlung und bei unkompliziertem Verlauf sind Spiegelbestimmungen nicht erforderlich. Zur Indikationsstellung und zur Beurteilung der Ergebnisse sind gute Kenntnisse der klinischen Pharmakologie der einzelnen Antikonvulsiva erforderlich. Insbesondere muß beachtet werden, daß Plasmaspiegel nur Informationen über die Pharmakokinetik des gegebenen Arzneimittels erlauben, auch wenn eine ausreichend gute Korrelation zwischen der Höhe des Medikamentenspiegels und seiner erwünschten Wirkung besteht. Plasmaspiegelbestimmungen sind lediglich ein Hilfsmittel bei der Behandlung anfallskranker Kinder, die in erster Linie von dem klinischen Bild bestimmt werden muß.

Literatur

Bartels, H.:
Therapieüberwachung durch Bestimmung von Pharmakakonzentrationen im Speichel. Vortrag bei der 77. Tagung der Deutschen Gesellschaft für Kinderheilkunde, Düsseldorf 1981.

Fröscher, W.:
Indikationen zur Serumspiegelkontrolle bei der antiepileptischen Pharmakotherapie. Arzneim. Forsch. 27 (II), 1729 – 1736 (1977).

Gauchel, F. D., Holzbach, E., Rabe, F., Spancken, E.:
Carbamazepinkonzentrationen im Plasma bei antiepileptischer Langzeitbehandlung. In: Helmchen, H., Diehl, L.: Antiepileptische Langzeitmedikation. Bibliotheca psychiat. 151, 28 – 31, Karger, Basel 1975.

Goldberg, M. A., Crandall, P. H.:
Human brain binding of phenytoin. Neurology 28, 881 – 885 (1978).

Goldberg, M. A., Todoroff, Th.:
Brain binding of anticonvulsants: Carbamazepin and valproic acid. Neurology 30, 826 – 831 (1980).

Höppener, R. J., Kuyer, A., Meijer, J. W. A., Hulsmann, J.:
Correlation between daily fluctuations of carbamazepin serum levels and intermittend side effects. Epilepsia 21, 341 – 350 (1980).

Horning, M. G., Brown, L., Mowlin, J., Lertratanangkou, K., Kellaway, P., Zion, T. E.:
Use of saliva in therapeutic drug monitoring. Clinical Chemistry 23, 157 – 164 (1977).

Houghton, G. W., Richens, A., Toseland, P. A., Davidson, S., Falconer, M. A.:
Brain concentrations of phenytoin, phenobarbitone and primidone in epileptic patients. Europ. J. clin. Pharmacol. 9, 73 – 78 (1975).

Jalling, B.:
Plasma concentrations of phenobarbital in the treatment of convulsions in newborns. Acta Paediatr. Scand. 65, 514 – 524 (1975).

Klotz, U.:
Klinische Pharmakokinetik. Gustav Fischer, Stuttgart/New York 1979.

Kutt, H.:
Interactions of antiepileptic drugs. Epilepsia 16, 393 – 402 (1975).

Nolte, R., Brügemann, G., Besch, W.:
Antiepileptische Therapie mit Diphenylhydantoin unter Serumspiegelkontrolle im Kindesalter. In: Helmchen, H., Diehl, L.: Antiepileptische Langzeitmedikation. Bibliotheca psychiat. 151, 43 – 48, Karger, Basel 1975.

Painter, M. J., Pippenger, C., Wasterlain, G., Barmada, M., Pitlick, W., Carter, G., Abern, S.:
Phenobarbital and Phenytoin in neonatal seizures: Metabolism and tissue distribution. Neurology (NY) 31, 1107 – 1112 (1981).

Pippenger, C. E., Penry, J. K., Kutt, H.:
Antiepileptic Drugs: Quantitative analysis and interpretation. Raven Press, New York 1978.

Ramsay, E. R., Hammond, E. J., Perchalski, R. J., Wilder, J.:
Brain uptake of phenytoin, phenobarbital and diazepam. Arch. Neurol. 36, 535 – 539 (1979).

Rylance, G. W., Moreland, T. A.:
Saliva carbamazepin and phenytoin level monitoring. Arch. Dis. Child. 56, 637 – 640 (1981).

Schmidt, D.:
Behandlung der Epilepsien. Thieme, Stuttgart 1981.

Troupin, A. S., Friel, P.:
Anticonvulsant level in saliva serum and cerebrospinal fluid. Epilepsia 16, 223 – 227 (1975).

Windorfer, A., Sauer, W.:
Drug interactions during anticonvulsant therapy in childhood: Diphenylhydantoin, primidone, phenobarbitone, clonazepam, nitrazepam, carbamazepin and dipropylacetate. Neuropädiatrie 8, 29 – 41 (1977).

Genetische Beratung bei Epilepsie

H. Doose

Die genetische Beratung bei Epilepsie beruhte in den vergangenen Jahrzehnten auf einem relativ einfachen nosographischen Konzept, wonach die Epilepsien in sogenannte genuine oder idiopathische und andererseits residuale bzw. symptomatische unterteilt wurden. Die genuine Epilepsie wurde als der Prototyp der „erblichen Epilepsie" bezeichnet. Schon Zwillingsuntersuchungen von CONRAD (1940) zeigten, daß auch in der Pathogenese sogenannter residualer Epilepsien genetische Momente eine wichtige Rolle spielen. Andererseits konnte gezeigt werden, daß auch bei sogenannten genuinen Epilepsien häufig Zeichen einer hirnorganischen Läsion nachweisbar sind. Die genannte nosographische Klassifikation ist also als Grundlage einer genetischen Beratung vollkommen ungeeignet.

Obwohl die Erforschung der genetischen Grundlagen der Epilepsien in den letzten 20 Jahren wesentliche Fortschritte zu verzeichnen hatte, ist das heute sich abzeichnende Bild immer noch sehr lückenhaft. Vor allem sind die unmittelbar für die genetische Beratung nutzbaren Kenntnisse noch begrenzt.

Die Grundvoraussetzung einer fundierten genetischen Beratung, die exakte Kenntnis der genetischen Grundlagen, ist nur für einen kleinen Teilbereich epileptischer Erkrankungen voll erfüllt: Es sind die relativ seltenen Fälle, in denen die Epilepsie Symptom einer prozeßhaften Erkrankung des Gehirnes ist, also z.B. Epilepsien bei neurometabolischen und degenerativen Erkrankungen (z.B. Phakomatosen). Sie beruhen überwiegend auf mendelnden Erbgängen. Bei einem Teil dieser Krankheiten ist heute bereits eine pränatale Diagnostik möglich.

Die Genetik der vielfach häufigeren Epilepsieformen, die nicht auf einer prozeßhaften Erkrankung des Gehirnes beruhen, ist wesentlich komplizierter und unübersichtlicher, da offenbar nicht einmal genetische Teilfaktoren einfachen mendelnden Erbgängen unterliegen.

Die Elektroenzephalographie führte in der Epilepsie-Genetik zu wesentlichen neuen Einsichten. Sie eröffnete erstmals die Möglichkeit, in den Familien von Epilepsie-Kranken auch die klinisch gesunden Anlageträger zu erfassen. Die Untersuchungen der Familien von Epilepsie-Kranken führten zu der entscheidenden Feststellung, daß die im EEG an bestimmten Potentialformen erkennbare Disposition zu epileptischen Reaktionen um ein Vielfaches verbreiteter ist als die klinisch manifeste Epilepsie. Von den elektroenzephalographisch erkennbaren Anlageträgern erkrankt also nur ein sehr kleiner Teil an epileptischen Anfällen. Erblich ist nur die Disposition, nicht die Krankheit selbst. Eine genetische Beratung, die sich nur an der familiären Morbidität orientiert, kann somit vollkommen falsch sein. Auch bei nach heutiger Kenntnis regelmäßig genetisch determinierten Epilepsieformen, wie z.B. der Absence-Epilepsie, sind nur in 30% der Fälle in der engeren Familie weitere Krankheitsfälle nachweisbar.

Im einzelnen haben die Untersuchungen über die im EEG erkennbare Disposition zu zerebralen Anfällen zu einem sehr komplexen und im Detail noch wenig überschaubaren Bild geführt. Die wesentlichen Ergebnisse lassen sich wie folgt zusammenfassen:

1. Elektroenzephalographische Symptome einer genetisch determinierten gesteigerten zerebralen Erregbarkeit sind weitaus verbreiteter als die klinisch manifeste Krankheit. In den Familien von Epilepsie-Kranken finden sie sich stark gehäuft, aber auch bei Kindern und Jugendlichen aus gesunden Familien in bis zu 10%.

2. Die genetische Anfallsbereitschaft ist nicht einheitlicher Natur. Es gibt unterschiedliche Typen, die in jeweils charakteristischen EEG-Mustern ihren Ausdruck finden: Generalisierte bilateral-synchrone spikes and waves des Ruhe- und Hyperventilations-EEGs, Photosensibilität mit irregulären spikes and waves, monomorphe 4 – 6/s-Rhythmen der Grundaktivität des Wach-EEGs, zentro-temporale sharp wave-Foci.
   Nach eingehenden statistischen Analysen sind die genannten EEG-Muster nicht etwa unterschiedliche Symptome einer einzigen, in sich einheitlichen Disposition, sondern vielmehr Ausdruck verschiedener, z.T. genetisch voneinander unabhängiger funktioneller Anomalien.

3. Die sich in den genannten EEG-Mustern zeigenden genetischen Anomalien sind in ihrer Expressivität und Penetranz alters- und geschlechtsabhängig. Sie sind bei gesunden Merkmalsträgern vornehmlich während der ersten 15 Jahre nachweisbar. Jenseits dieses Alters wird ihre Penetranz sehr gering, so daß zuverlässige Aussagen über ihr Vorkommen nicht mehr möglich sind.

4. Die elektroenzephalographisch faßbaren dispositionellen Faktoren sind wahrscheinlich polygen bedingt. Die frühere Annahme eines autosomal dominanten Erbmodus für „zentrenzephale“ Muster konnte später nicht bestätigt werden.

5. Im Einzelfall können die verschiedenen genetischen Faktoren kombiniert auftreten. Solche Kombinationen mehrerer dispositioneller Faktoren

können zu einer besonders starken Senkung der Krampfschwelle führen.

6. Klinisch einheitlich erscheinende Epilepsieformen, wie z.B. die Absence-Epilepsien, sind unter genetischen Aspekten heterogener Natur.

So interessant die Ergebnisse der elektroenzephalographischen Untersuchungen zur Genetik der Epilepsie sind, so begrenzt sind die aus ihnen ableitbaren Konsequenzen für die genetische Beratung. Das EEG kann – und dieses vornehmlich in bestimmten Altersklassen – nur Auskunft geben über das Vorhandensein einer erblichen Disposition, nur sehr begrenzt über das Manifestationsrisiko.

Die Manifestation einer epileptischen Erkrankung wird begünstigt durch die Interaktion mehrerer genetischer Faktoren mit additiven Effekten sowie durch das Zusammenwirken von endogenen dispositionellen und organischen pathogenen Faktoren. Bei der genetischen Beratung sind verständlicherweise exogene Schädigungen im Einzelfall nicht vorhersehbar, es sei denn, es läge eine Disposition irgendeiner Art zu Schwangerschafts- und Geburtskomplikationen vor, die das Risiko für eine Kindesschädigung erhöht. Eine additiv wirkende Interaktion verschiedener genetischer Momente muß insbesondere dann befürchtet werden, wenn von mütterlicher wie von väterlicher Seite mit einer Vererbung dispositioneller Momente gerechnet werden muß.

Insgesamt ist das EEG somit für die genetische Beratung zwar keineswegs ohne Bedeutung, stellt aber in der Mehrzahl der Fälle nur eine begrenzte Hilfe dar, da die interessierenden EEG-Merkmale fast ausschließlich im Kindes- und Jugendalter nachweisbar sind, bei Erwachsenen aber nicht mehr oder nur inkonstant in Erscheinung treten. In der Praxis ist man meistens darauf angewiesen, bei der Bestimmung des Erkrankungsrisikos von empirisch gewonnenen Werten auszugehen. Das diesbezügliche Zahlenmaterial hat durch Erhebungen an gut selektierten Gruppen in den letzten Jahren an Genauigkeit gewonnen.

Epilepsien mit generalisierten Anfällen

Epilepsien mit spike wave-Absencen. Nach eigenen Erhebungen bei etwa 2400 Verwandten von Patienten mit spike wave-Absencen sind bei 7 – 10% der Geschwister zerebrale Anfälle irgendeines Typs zu erwarten. Bezüglich der Art einer möglichen Erkrankung ist eine genauere Aussage nicht möglich. Bemerkenswerterweise wurden bei nur 10% der betroffenen Geschwister Absencen gefunden. Ungleich höher als die Zahl der erkrankten Geschwister ist die Rate der nach dem EEG als disponiert anzusehenden (28%). Bei wiederholten Untersuchungen würde man unter Berücksichtigung der bekannten Altersabhängigkeit der EEG-Merkmale wahrscheinlich eine Häufigkeit von 40 – 50% finden. Diese Geschwister sind also als Merkmalsträger anzusehen, die, wie die Kranken selbst, die Disposition zu epileptischen Reaktionen weitergeben. – Für die Nachkommen von Patienten mit Absence-Epilepsien liegen noch keine repräsentativen Zahlen vor. Soweit übersehbar, beträgt das Risiko von zerebralen Anfällen irgendeines Typs etwa 8%. Für die Nachkommen von epileptischen Müttern ist das Risiko etwas höher als für Kinder von epileptischen Vätern.

Myklonisch-astatische Epilepsie des Kleinkindes. Diese seltene und besonders bösartige Form der kindlichen Epilepsie beruht regelmäßig auf einer genetischen Disposition polygenen Typs. Das Risiko für Geschwister-Erkrankungen ist nach eigenen Untersuchungen mit 13 – 20% anzusetzen. Nach dem EEG sind mehr als 40% der Geschwister als disponiert anzusehen. Wenngleich eine sichere Voraussage über die Art einer Epilepsie bei den Geschwistern nicht möglich ist – die Wiederholung einer myoklonisch-astatischen Epilepsie ist nicht häufig –, ist im Hinblick auf das relativ hohe Risiko weiterer Kinderwunsch sehr sorgfältig zu bedenken. Das Risiko für eine eventuelle Nachkommenschaft der Kranken ist noch nicht genauer bekannt, dürfte aber hoch sein.

Impulsiv-Petit mal (massiver bilateraler Myoklonus). Die Krankheit beruht immer auf einer genetischen Disposition wahrscheinlich polygenen Typs. Klinisch manifeste Anfälle kommen bei 4% der Geschwister und bei 5% der Nachkommen vor. Nach TSUBOI (1973) sind die Nachkommen von kranken Frauen eindeutig häufiger betroffen als die der männlichen Probanden.

Grand mal. Nach dem EEG-Typ ist regelmäßig eine genetische Disposition anzunehmen. Ausreichende Familienuntersuchungen liegen noch nicht vor. Es ist wahrscheinlich, daß das genetische Risiko für die Geschwister und Nachkommen etwa das gleiche ist, wie es bei Epilepsien mit spike wave-Absencen gefunden wurde (s. oben).

Für alle Formen von generalisierten Epilepsien gilt in gleicher Weise, daß das Risiko einer kranken Nachkommenschaft sehr erheblich wächst, wenn ein Betroffener einen Partner wählt, der ebenso an Anfällen leidet bzw. gelitten hat. Nicht genauer bekannt, aber sicher zu erwarten ist, daß eine klinisch nicht manifeste, nur im EEG erkennbare Anfallsbereitschaft beim Partner ein gleiches Risiko bedeutet.

Partialepilepsien

Aus dem Nachweis einer hirnorganischen Schädigung, aus der Feststellung womöglich gröberer neurologischer Symptome und fokaler EEG-Veränderungen sowie aus dem Fehlen einer familiären Belastung darf nicht auf eine rein hirnorganische Genese einer Epilepsie geschlossen werden. Elektroenzephalographische Untersuchungen der Angehörigen solcher Patienten haben gezeigt, daß in einer sehr großen Zahl der Fälle genetische Momente in der Pathogenese der Epilepsie eine wesentliche Rolle spielen. Dies gilt für einfache und komplexe partielle Anfälle wie für BNS-Krämpfe und das sogenannte Lennox-Syndrom. Man findet bei den Verwandten dieser Patienten die gleichen EEG-Veränderungen wie in den Familien von Kranken mit generalisierten Epilepsien. Der Unterschied liegt allein im Quantitativen. Die Häufigkeit der verantwortlichen Gene scheint in den Familien von Patienten mit „Residualepilepsie“ im allgemeinen geringer zu sein. Somit sind auch seltener Kombinationen verschiedener genetischer Momente mit den daraus resultierenden additiven Effekten zu erwarten. Die familiäre Morbidität ist dementsprechend geringer als bei generalisierten Epilepsien. Die Prognose für weitere Kinder bzw. Nachkommen ist sehr viel günstiger zu stellen: Das Risiko liegt etwa zwischen 3% und 5%.

Gutartige kindliche Epilepsie mit zentro-temporalen sharp waves. Betroffen sind Kinder im Alter von 3 – 12 Jahren. Das klinische Bild ist durch vorwiegend nachts auftretende Anfälle fokaler Genese ausgezeichnet (siehe S. 26). Das EEG zeigt einen zentro-temporalen sharp wave-Fokus, gelegentlich mit Generalisierungstendenz. In der Regel bieten die Kinder keinerlei hirnorganische Symptomatik. Die Prognose ist gut, die meisten Kinder werden bis zum Beginn der Pubertät erscheinungsfrei. Nach Familienuntersuchungen beruht diese Epilepsieform auf einer genetischen Disposition, für die ein autosomal dominantes Gen mit altersabhängiger und unregelmäßiger Penetranz verantwortlich sein dürfte. Unter Geschwistern wurden 33% Merkmalsträger gefunden (analoger EEG-Befund), von denen etwa die Hälfte erkrankte und ebenso einen günstigen Krankheitsverlauf bot. Bei der genetischen Beratung muß die gute Prognose dieser Epilepsieform berücksichtigt werden.

Zusammenfassend spielt in der Pathogenese der Epilepsie eine genetische Disposition eine größere Rolle als früher angenommen. Das Risiko kranken Nachwuchses ist aber insgesamt gering und erreicht nur unter speziellen Umständen 15 oder gar 20%. Diese Tatsache sollte indessen nicht dazu verleiten, die Bedeutung der genetischen Beratung bei Epilepsie gering einzuschätzen. Heute werden von den zunehmend aufgeklärten Patienten mehr und mehr detaillierte Informationen erwartet, selbst wenn ihre praktische Relevanz begrenzt ist. Andererseits darf sich die genetische Beratung der

Familien von Epilepsie-Kranken selbstverständlich nicht in der Vermittlung von Daten erschöpfen, sondern muß die Gesamtsituation des Kranken und seiner Familie einbeziehen. Auch eugenische Überlegungen dürfen nicht grundsätzlich entfallen. Man denke an die unglücklichen Familien, in denen Epilepsie auf erblicher Grundlage und genetischer Schwachsinn kombiniert vorkommen. Diese Konstellationen können z.B. entstehen, wenn ein im Gefolge der Epilepsie dement gewordener Kranker einen Partner mit genetisch bedingter Minderbegabung wählt. Hier kann eine fundierte genetische Beratung zu einer wesentlichen Hilfe für die Patienten werden.

Literatur

Andermann, E., J. D. Metrakos:
EEG studies of relatives of probands with focal epilepsy who have been treated surgically. Epilepsia (Amst.) 10 (1969) 415

Andermann, E., J. D. Metrakos:
A multifactorial analysis of focal and generalized corticoreticular (centrencephalic) epilepsy. Epilepsia (Amst.) 13 (1972) 348 – 349

Bray, P. F., W. C. Wiser:
Evidence for a genetic etiology of temporal-central abnormalities in focal epilepsy. New Engl. J. Med. 271 (1964) 926 – 933

Bray, P. F., W. C. Wiser:
Hereditary characteristics of familial temporal-central focal epilepsy. Pediatrics 36 (1965) 207 – 211

Bray, P. F., W. C. Wiser:
The relation of focal to diffuse epileptiform EEG discharge in genetic epilepsy. Arch. Neurol. (Chicago) 13 (1965) 223 – 237

Conrad, C.:
Die erbliche Fallsucht. In: Handbuch der Erbkrankheiten Bd. III, Hrsg. A. Guett, Thieme, Leipzig 1940

Davidson, S., C. W. Watson:
Hereditary light sensitive epilepsy. Neurology (Minneap.) 6 (1956) 235 – 261

Degen, R., H. Arnold, B. Bruhn, K.-H. Daute, G. Kirsten, J. Külz, E. Klust, G. Lässker, K. Müller, B. Munde, H. D. Petermann, E. Rohmann, G. Schmidt, J. Schütze:
Zur Genetik der Blitz-Nick-Salaam-Krämpfe aufgrund anamnestischer Erhebungen und elektroenzephalographischer Familienuntersuchungen. Schweiz. Arch. Neurol. Neurochirurg. Psychiatr. 110 (1972) 189 – 203

Doose, H.:
Spezielle Probleme der genetischen Beratung. In: H. Doose, M. Dam, G. Groß-Selbeck, H. Meinardi (Hrsg.): Epilepsie 1979. Thieme, Stuttgart 1980

Doose, H., H. Gerken, K. F. Hien-Völpel, E. Völzke:
Genetics of photosensitive epilepsy. Neuropädiatrie 1 (1969) 56 – 73

Doose, H., H. Gerken, R. Leonhardt, E. Völzke, Ch. Völz:
Centrencephalic myoclonic-astatic petit mal. Neuropädiatrie 2 (1970) 59 – 78

Doose, H., H. Gerken, E. Völzke:
On the genetics of EEG anomalies. I. Abnormal theta rhythms. Neuropädiatrie 3 (1972) 386 - 401
Doose, H., H. Gerken:
On the genetics of EEG-anomalies. IV. Photoconvulsive reaction. Neuropädiatrie 4 (1973) 162 - 171
Doose, H., H. Gerken, T. Horstmann, E. Völzke:
Genetic factors in spike wave absences. Epilepsia 14 (1973) 57 - 75
Doose, H., H. Gerken, R. Kiefer, E. Völzke:
Genetic factors in childhood epilepsy with focal sharp waves. II. EEG findings in patients and siblings. Neuropädiatrie 8 (1977) 10 - 20
Gerken, H., H. Doose:
On the genetics of EEG-anomalies. III. Spikes and waves in the resting record and/or during hyperventilation. Neuropädiatrie 4 (1973) 88 - 97
Gerken, H., R. Kiefer, H. Doose, E. Völzke:
Genetic factors in childhood epilepsy with focal sharp waves. I. Clinical data and familial morbidity for seizures. Neuropädiatrie 8 (1977) 3 - 9
Harvald, B.:
Heredity in epilepsy. An EEG study of relatives of epileptics. Op. Ex. Dom. Biol. Hered. Hum. Univ. Hafn. 35 (1954) 9 - 122
Heijbel, J., S. Blom, M. Rasmuson:
Benign epilepsy of childhood with centrotemporal EEG foci: a genetic study. Epilepsia 16 (1975) 285 - 293
Lagenstein, I.:
Die Bedeutung genetischer Faktoren beim Lennox-Syndrom. In: H. Doose, G. Groß-Selbeck (Hrsg.): Epilepsie 1978. Thieme, Stuttgart 1979 (S. 229 - 233)
Lennox, W. G.:
The heredity of epilepsy as told by relatives and twins. J. Amer. med. Ass. 146 (1951) 529 - 536
Matthes, A., H. Weber:
Klinische und elektroenzephalographische Familienuntersuchungen bei Pyknolepsie. Dtsch. med. Wschr. 93 (1968) 429 - 435
Metrakos, J. D., K. Metrakos:
Genetics of convulsive disorders. I. Introduction, problems, methods and base lines. Neurology (Minneap.) 10 (1960) 228 - 240
Metrakos, K., J. D. Metrakos:
Genetics of convulsive disorders. II. Genetic and electroencephalographic studies in centrencephalic epilepsy. Neurology (Minneap.) 11 (1961) 464 - 483
Metrakos, J. D., Metrakos, K.:
Genetic studies in clinical epilepsy. In: H. H. Jasper, A. A. Ward, A. Pope (Hrsg.): Basic mechanism of the epilepsies. Churchill, London 1969, 700 - 708
Taistra, R., H. Gerken, H. Doose, J. Willebrand:
Spectral analysis of the abnormal thetarhythm in the EEG of young children. Neuropädiatrie 6 (1975) 363 - 376
Tsuboi, T.:
In: P. E. Becker, W. Lenz, F. Vogel, G. G. Wendt (Eds.): Topics in human genetics. Vol. IV. Primary generalized epilepsy with sporadic myoclonias of myoclonic petit mal type. Thieme, Stuttgart 1977

Tsuboi, T., W. Christian:
On the genetics of the primary generalized epilepsy with sporadic myoclonias of impulsive petit mal type. Humangenetik 19 (1973) 155 – 182
Went, L. W.:
Epilepsy and Genetic Counseling. In: G. Groß-Selbeck, H. Doose (Hrsg.): Epilepsy-Problems of Marriage, Pregnancy, Genetic Counseling. Thieme, Stuttgart-New York 1981.

Antikonvulsive Akut- und Notfalltherapie bei Kindern in der Praxis

R. Kruse

Die antikonvulsive Akut-Therapie cerebraler (= epileptischer) Anfälle hat 3 Hauptaufgaben:
- einen epileptischen Anfall zu unterbrechen;
- die rasche Wiederholung eines epileptischen Anfalls nach Minuten, Stunden oder wenigen Tagen zu verhindern. Rezidive nach größeren Zeiträumen zu verhüten, ist Aufgabe der medikamentösen Langzeittherapie;
- einem für eine bestimmte Gelegenheit erwarteten Anfall vorzubeugen, z.B. einem Gelegenheitsanfall bei fieberhaftem Infekt (= Fieberkrampf).

Bei bestimmten Anfallsformen und Anfallssyndromen soll diese antiepileptische Akut-Therapie verhindern, daß sich eine Notfallsituation entwickelt. Dann ist diese Akut-Therapie zugleich eine dem Notfall vorbeugende Therapie, eine medikamentöse Notfallprophylaxe.

Eine Notfallsituation kann aber nur bei wenigen Anfallsformen entstehen, nämlich bei
- Grand mal-Anfällen = generalisierten tonisch-klonischen Anfällen, sogenannten „großen" Anfällen,
- Hemi-Grand mal-Anfällen beziehungsweise Halbseitenkrämpfen,
- tonischen Anfällen,

  aber auch nur dann, wenn diese Anfälle als *prolongierte Anfälle* ungewöhnlich lange anhalten oder sich in ungewöhnlich dichter Folge als *Anfallsserie* häufen.

Die Anfallsdauer dieser Anfallsformen übersteigt typischerweise nicht $1^1/_2$ – 2 Minuten, ihr Anfallsende wird markiert durch die letzte (weitgehend) rhythmische Zuckung der klonischen Phase eines tonisch-klonischen Grand mal-Anfalles oder Halbseitenkrampfes beziehungsweise durch die anhaltende Erschlaffung eines rein tonischen Anfalls. Das Anfallsende wird also nicht etwa mit der Rückkehr des Bewußtseins gleichgesetzt, die bei großen Anfällen sehr unterschiedlich lang dauern kann, viele Minuten, und beim häufigen postparoxysmalen Erschöpfungsschlaf gar nicht genau festgelegt werden kann, wenn nicht – in der Regel überflüssigerweise – ständig Weckreize gesetzt werden. Weckreize müssen nur angewandt werden, wenn Verdacht auf Begleitkrampf bei akuter Encephalitis oder Encephalopathie oder auf Entwicklung eines Status epilepticus besteht.

Prolongiert wäre demnach ein großer Anfall oder Halbseitenkrampf, der wesentlich länger, also 3 – 5 Minuten dauert; jenseits von 5 Minuten beginnt die Notfallsituation. Das gilt auch für die großen generalisierten Anfälle, die nicht im Rahmen einer chronischen Epilepsie, sondern nur bei bestimmten Gelegenheiten als „Gelegenheitskrämpfe" auftreten, z.B. die bei etwa 4% der Kinder beobachteten Fieberkrämpfe. Fieberkrämpfe dauern in der Regel länger als die im Erscheinungsbild gleichartigen Grand mal-Anfälle bei chronischer Epilepsie. Aber auch bei Fieberkrämpfen soll eine medikamentöse Anfallsunterbrechung binnen 5 Minuten angestrebt werden, um die Entwicklung eines prolongierten und damit komplizierten Fieberkrampfes zu vermeiden.

Tonische Anfälle sind in der Regel sehr kurz, dauern 5 – 15 Sekunden; in prolongierter Form 30 – 50 Sekunden anhaltend, stellen sie Übergangsformen zu großen Anfällen dar.

Auch beim Versuch, **Anfallsserien** zu definieren und daraus Indikationen für eine Akut- oder Notfalltherapie abzuleiten, muß zwischen tonischen Anfällen und (Hemi-)Grand mal-Anfällen unterschieden werden.

Für tonische Anfälle ist das Auftreten in Serien typisch, besonders im Schlaf, z.B. 5 tonische Anfälle in 2 Stunden aus dem Morgenschlaf. Erst wenn diese Anfälle in dichter Folge, z.B. in einer Frequenz von mehr als 10 Anfällen pro Stunde auftreten, entsteht eine Indikation für medikamentöse Akut-Therapie, wobei im Einzelfall die Schwelle, oberhalb derer akut therapiert wird, individuell festgelegt werden muß, auch unter Berücksichtigung der Anfallsdauer der tonischen Einzelanfälle innerhalb der Serie.

Anfallsserien aus (Hemi-)Grand mal-Anfällen haben eine ganz andere Wertigkeit als solche aus tonischen Anfällen; schon mehr als 1 – 2 dieser Anfälle innerhalb weniger Stunden können als Serie bezeichnet werden und zwingen zur Akut-Therapie.

In beiden Fällen, beim prolongierten Krampf wie bei der Anfallsserie droht ein **Status epilepticus,** entweder in seiner *kontinuierlichen* Form, sich aus einem prolongierten Anfall heraus entwickelnd, oder in *diskontinuierlicher* Form, aus einer Anfallsserie entstehend, dann nämlich, wenn zwischen den Einzelanfällen keine oder keine völlige Erholung mehr möglich ist. Bei allen Formen epileptischer Anfälle, kleinen und großen Anfällen, ist im Prinzip eine Status-Bildung in kontinuierlicher oder diskontinuierlicher Form möglich. Aber nur beim Status epilepticus aus den genannten Anfallsformen, nämlich aus Grand mal-, Hemi-Grand mal- und tonischen Anfällen, handelt es sich um eine ärztliche Notfallsituation, die rasches und intensives therapeutisches Eingreifen erfordert, um sekundäre Zusatzschäden, sogenannte *iktogene Hirnschäden,* zu verhüten oder gar eine vitale Bedrohung abzuwenden. Der in vielen Lehrbüchern und Artikeln wiederholte Satz „Jeder Anfall schadet dem Gehirn“ ist in seiner Verallgemeinerung sicherlich falsch und sollte in dieser Form nicht angewendet werden, da er beim Patienten oder seinen Angehörigen verheerende psychologische Auswirkung haben kann. Richtiger und differenzierter muß es heißen: „Jeder (drohende) Status epilepticus von Grand mal-Anfällen, Halbseitenkrämpfen oder tonischen Anfällen, entweder in kontinuierlicher oder diskontinuierlicher Form, stellt eine Notfallsituation dar und ist mit der Gefahr einer iktogenen Hirnschädigung verbunden“. Er erfordert eine energische Akut- beziehungsweise Notfalltherapie und stellt in der Regel eine Indikation zur anschließenden, sofortigen Klinikeinweisung dar.

Für den *Laien* dagegen kann *jeder epileptische Anfall,* sei er „klein“ oder „groß“, Notfallcharakter haben, besonders beim ersten Erleben. Die erschreckende Symptomatik des großen Anfalls oder Halbseitenkrampfes weckt zwangsläufig Assoziationen mit vitaler Bedrohung und Sterben, Ersticken und Todeskampf und löst beim Zeugen dieser Szene entweder hektische Aktivität oder lähmendes Entsetzen, manchmal auch panisches Fortlaufen aus und kann bei nächsten Angehörigen zu existentieller Erschütterung führen. Aber auch wiederholt auftretende, an sich harmlose kleine Anfälle können von den Angehörigen immer wieder bedrohlich erlebt werden, wenn sie fälschlicherweise erfahren haben, daß jeder Anfall, also auch jeder kleine Anfall dem Gehirn schade. Jeder kleine Anfall muß dann die unterschwellige Angst vor fortschreitender Hirnschädigung, geistigem Abbau, Persönlichkeitszerfall und „Geisteskrankheit“ aktualisieren. Solche Laien werden dann bei jedem Einzelanfall den Notarzt rufen und ihn zu einer medikamentösen Notfalltherapie drängen. Bis zur Ankunft des Arztes ist in der Regel der Anfall vorbei, denn typische epileptische Anfälle sind nicht prolongierte Anfälle und treten nur sehr selten als Status epilepticus auf. Für den herbeigerufenen erfahrenen Arzt ist also in der Regel keine Notfallsituation gegeben. Dennoch wird er, zumindest in der Praxis, relativ häufig eine medikamentöse Akut-Therapie durchführen zur „Beruhigung“ der Situation und der Angehörigen, weniger des Patienten. Denn nur sehr selten muß der Patient im Anschluß an einen Anfall sediert werden, wenn sich z.B. nach einem Grand mal-Anfall oder bei einem kleinen psychomotorischen Anfall ein anhaltender psychomotorischer Unruhe- oder Erregungszustand anschließt. Der Arzt wird es auch deshalb tun, weil theoretisch in den nächsten Minuten oder Stunden erneut ein Anfall auftreten kann. Wenn von der Vorgeschichte nicht schon bekannt ist, daß der Patient an chronischer Epilepsie leidet und zu serienweise auftretenden Anfällen neigt, dann ist diese Wahrscheinlichkeit z.B. für einen großen Anfall gering. Bei den häufigen Fieberkrämpfen beträgt die Wahrscheinlichkeit, während des gleichen Infektes innerhalb der nächsten 24 Stunden einen weiteren Fieberkrampf zu erleiden, 16% (22). Dennoch ist diese Prophylaxe eines akuten Rezidivs eines Grand mal-Anfalls oder Fieberkrampfes eine weitere **Indikation** für medikamentöse Akut-Therapie (Tab. 2, S. 87).

Auch kleine Anfälle können eine solche Indikation abgeben wie z.B. einfache oder atypische Absencen, myoklonisch-astatische oder myoklonisch-impulsive Anfälle, partielle (fokale und psychomotorische) Anfälle und milde tonische Anfälle, aber nur dann, wenn diese Anfallsbilder in lang anhaltenden Serien, als kontinuierlicher oder diskontinuierlicher Status kleiner Anfälle oder als iktogener epileptischer Dämmerzustand mit und ohne Anfallssymptome wie Myoklonien, Nick- und Sturzanfälle auftreten.

Diese Überlegungen und Indikationen für eine medikamentöse Akut-Therapie epileptischer Anfälle gelten nicht nur für den Arzt, sondern auch für den Laien. Die Angehörigen, Erzieher, Lehrer, Arbeitskollegen wollen vom Arzt nicht nur wissen, wie sie sich während oder nach einem epileptischen Anfall richtig verhalten sollen; sie fragen auch, was sie während oder nach dem Anfall medikamentös tun können, um einen laufenden Anfall oder eine Anfallsserie zu beenden, ein baldiges Anfallsrezidiv zu vermeiden oder einem Notfall vorzubeugen, noch dazu, wenn der Arzt nicht sofort kommen kann. Der Laie oder – in seltenen Fällen – auch der Patient selbst, wenn er durch den Anfall seine Handlungsfähigkeit nicht verliert, will gleichsam als verlängerter Arm des Arztes rasch therapieren; der Arzt, der nicht umgehend am Krankenbett sein kann, will die Angehörigen oder selten einmal den Patienten selbst als Co-Therapeuten für eine medikamentöse Akut-Therapie gewinnen und einweisen. Welche Voraussetzungen müssen erfüllt sein, damit eine solche Akut-Therapie epileptischer Anfälle auch vom Laien durchgeführt werden kann?

- Diese Therapie muß leicht und möglichst fehlerfrei zu handhaben sein. Das schließt eine parenterale Gabe durch den medizinisch nicht ausgebildeten Laien aus. Ist der Patient nicht bei Bewußtsein, kann auch keine orale Einnahme erfolgen; kann er schlucken, so sind fast alle Antiepileptica, ausgenommen die Benzodiazepine Diazepam/Clonazepam als Antiepileptika gegen kleine Anfälle, für eine orale Einnahme nicht geeignet. Denn aufgrund ihrer relativ langen Halbwertszeit tritt der antikonvulsive Effekt, selbst bei überhöhten Dosen, erst in Stunden ein. So bleibt in der Regel nur die rektale Anwendung übrig.
- Der antiepileptische Effekt muß sehr rasch eintreten und möglichst für Stunden wirksam bleiben, d.h. es muß zu einem raschen Anstieg der Plasmakonzentration des jeweiligen Antiepileptikums in den therapeutisch wirksamen Bereich kommen; anschließend soll der Plasmaspiegel für Stunden im therapeutischen Bereich verbleiben.
- Das Medikament muß frei von (gefährlichen) Nebenwirkungen sein.

Diese Voraussetzungen erfüllen nach dem heutigen Stand unseres Wissens mit Einschränkung nur die Benzodiazepine, nämlich Diazepam und Clonazepam oral sowie Diazepam als Rektallösung.

Im folgenden soll dies klinisch-pharmakologisch begründet werden, wobei zuerst die rektale, dann die orale Akut-Therapie besprochen wird, die auch dem Laien übertragen werden kann. Danach erfolgt die Besprechung der allein dem Arzt vorbehaltenen parenteralen Akut- und Notfall-Therapie, soweit sie für die kinderärztliche Praxis von Bedeutung ist, und zwar mit den Antikonvulsiva, die als Handelspräparate zur Verfügung stehen (Tab. 1, S. 79).

Rektale Akut-Therapie

Im Prinzip können die meisten Antiepileptika auch rektal gegeben werden, wenn eine geeignete Galenik zur Verfügung steht. Die Bioverfügbarkeit rektaler Antiepileptika muß aber durch gezielte Untersuchungen mit Plasmakonzentrationsbestimmungen sorgfältig geprüft worden sein, ehe sie gerade in einer kritischen Situation so eingesetzt werden. Dies ist bisher nicht in ausreichendem Umfang geschehen. Einzeluntersuchungen liegen vor für Chloralhydrat (3), Phenobarbital (15), Carbamazepin (16) und Valproinat (20); eingehende Untersuchungen sind gerade in letzter Zeit für Diazepam rektal durchgeführt worden (1, 4, 8, 9, 17, 19, 21), nicht jedoch für Phenytoin oder für Clonazepam und für die anderen Antiepileptika der ferneren Wahl.

Eine Rezeptur für den Apotheker kann nur in wenigen geprüften Ausnahmefällen in Frage kommen. Die pharmazeutische Industrie hat nur ganz wenige Antiepileptika für den rektalen Gebrauch auf den Markt gebracht.

Im folgenden sollen die 3 im Handel befindlichen Antiepileptika Chloralhydrat, Diazepam und Phenytoin besprochen werden.

Chloralhydrat rektal

Chloralhydrat, eines der ältesten Hypnotika, befindet sich in Form von Rektiolen im Handel. Eine Rektiole enthält 0,6 Chloralhydrat, gelöst in Sesamöl, eine relativ kleine Dosis, die als Einzelgabe nur für das Säuglingsalter ab 6 kg Körpergewicht geeignet ist.

Die *Handhabung der Rektiolen* durch den Laien ist nicht so einfach und fehlerlos, wie es auf den ersten Blick scheint; Laien müssen daher genau instruiert werden:

Das Ansatzrohr der Rektiole soll möglichst senkrecht eingeführt werden, um die Rektiole voll zu entleeren, zumindest darf der Neigungswinkel des Ansatzrohres nicht kleiner als 45° sein. Zweckmäßigerweise sollte das Kind mit erhobenem Gesäß über den Knien gelagert werden, dann muß das zuvor eingefettete Ansatzrohr vollständig eingeführt, die Rektiole ausgedrückt und unter fortgesetztem Zusammendrücken herausgezogen werden, um ein Wiederansaugen zu vermeiden. Danach soll das Kind für einige Minuten in gleicher Position verbleiben, wobei die Gesäßbacken zusammengepreßt werden, um einen analen Verlust zu vermeiden.

Die *Resorption* von Chloralhydrat rektal ist an sich gut und relativ rasch, wenn auch langsamer als nach oraler Gabe: Bei Erwachsenen werden nach 15 mg/kg oral mittlere Plasmaspiegelmaxima für Trichlorethylen nach 20 – 60 min erreicht, nach rektaler Zufuhr von 1000 mg Chloralhydrat gelöst in Polyethylenglykol erst nach 1 – 1 1/2 Stunden; bei Lösung in Sesamöl dagegen erfolgt die Resorption noch etwas langsamer, vor allem aber wesentlich unvollständiger, die mittleren Plasmaspiegelmaxima sind nur halb so hoch, werden frühestens nach 1 1/2 Stunden erreicht und halten ungefähr 4 Stunden an (3). Die Plasma-Halbwertszeit von Chloralhydrat ist extrem kurz, Chloralhydrat selbst ist nicht im Blut nachweisbar, da es sofort zu Trichloräthanol (Halbwertszeit 8 Stunden) und Trichlor-Essigsäure (Halbwertszeit 100 Stunden) verwandelt wird. Plasmaspiegelwerte von 5 – 20 µg/ml sind hypnotisch wirksam.

Die *Dosierung* beträgt 100 mg/kg entsprechend 1/2 – 1 1/2 Rektiolen im Säuglingsalter ab dem 4. Lebensmonat und 2 – 4 Rektiolen im Kleinkindalter bis zum frühen Schulalter beziehungsweise bis zu einem Körpergewicht von ca. 25 kg. Für Schulkinder und Jugendliche müßten entsprechend mehr Rektiolen gegeben werden, Höchstdosis für Erwachsene 6,0. Das damit verbundene Manipulieren am Enddarm kann zur Reizung und zur reflektorischen Entleerung führen. Da stärker konzentrierte Chloralhydrat-Präparate nicht im Handel sind, sind Chloralhydrat-Rektiolen ab dem Schulalter kaum noch geeignet. Der Apotheker allerdings kann Lösungen herstellen, die die rektale Applikation beliebiger Mengen gestatten, deren Haltbarkeit aber sorgfältig geprüft werden muß.

Als *Nebenwirkung* des Chloralhydrats tritt Schlaf ein, der häufig erwünscht ist. Die Altersgrenze nach unten (4. Lebensmonat) muß strikt eingehalten werden, denn bei jüngeren Säuglingen, besonders solchen mit Enteritis, sind vereinzelt bedrohliche Atemdepressionen beobachtet worden (14).

Für viele Allgemein- und Kinderärzte sind bis heute Chloralhydrat-Rektiolen die einzige Alternative zur parenteralen Akut-Therapie, die auch für den Laien geeignet ist. Aber die klinische Pharmakologie speziell dieser Rektiolen mit Chloralhydrat-Lösung in Sesamöl ist für das Kindesalter ungenügend bearbeitet. Die vorliegenden Daten und Ergebnisse erlauben derzeit nur den Schluß, daß eine antikonvulsive Akut-Therapie mit Chloralhydrat-Rektiolen als unzuverlässig angesehen werden muß.

Als Alternative bietet sich eine Rektal-Therapie mit Diazepam an.

Diazepam rektal

Diazepam-Handelspräparate stehen in Form von *Suppositorien* und *Mikroklieren* zu 5 und 10 mg zur Verfügung.

Resorption und Bioverfügbarkeit der Suppositorien sind gut, therapeutisch wirksame Plasmaspiegel über 200 ng/ml werden bei Kleinkindern im Alter von 1 – 4 Jahren mit 5 mg beziehungsweise 0,3 – 0,6 mg/kg frühestens nach 15 min, oft erst nach 30 – 60 min erreicht für die Dauer von 1 – 2 Stunden (9, 17, Abb. 1). Für die Erfordernisse einer antikonvulsiven Akut-Therapie, einen prolongierten (Hemi-)Grand mal-Anfall zu unterbrechen oder seine

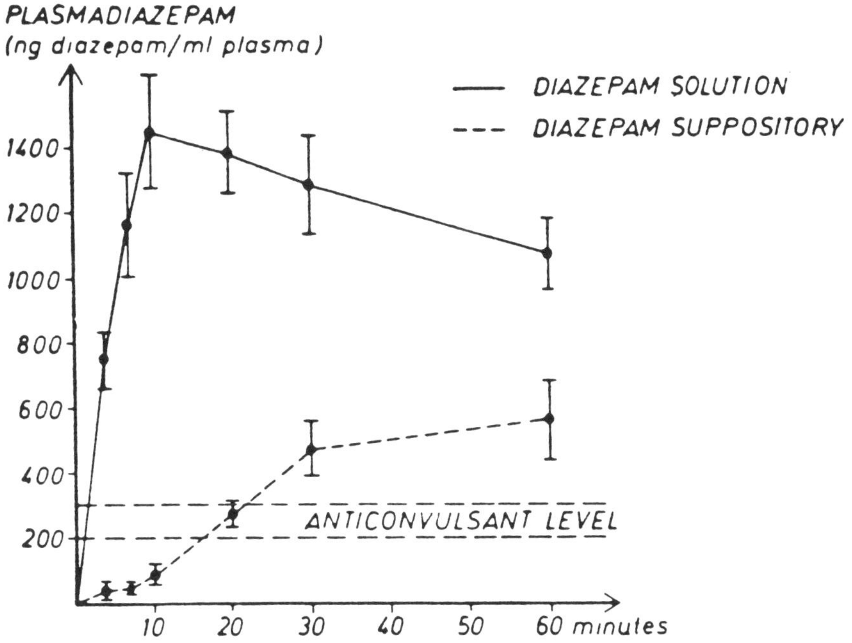

Abb. 1: Zeitlicher Verlauf mittlerer Diazepam-Plasmaspiegel nach Einzelgabe von Diazepam-Supp. 5 mg im Vergleich mit Diazepam-Rektal-Lösung 0,7 mg/kg bei Kindern im Alter von 10–24 Monaten. Der therapeutische Bereich wird zwischen 200 und 300 ng/ml angenommen. Nach KNUDSEN, *F. U., 1977 (9).*

rasche Wiederholung zu vermeiden, ist dieser Wirkungseintritt viel zu langsam, vor allem nicht verläßlich genug, denn die Plasmaspiegel können stark schwanken. Für eine Notfall-Therapie oder eine dem Notfall verläßlicher vorbeugende Akut-Therapie sind Diazepam-Supp. daher ungeeignet. Sinnvoll bleibt ihr Einsatz zur intermittierend durchgeführten Prophylaxe von Infektkrämpfen (s.u.).

Viel besser sind die klinisch-pharmakologischen Eigenschaften für eine Akut-Therapie dann, wenn Diazepam rektal als Lösung in Form eines *Mikro-Klismas* gegeben wird, und zwar die gleiche Lösung in Äthanol-Propylenglykol, die auch bei der im Handel befindlichen Diazepam-Injektionslösung in Ampullen vorliegt. In einer Dosierung von 0,5 mg/kg werden therapeutisch wirksame Plasmaspiegel bei Kindern schon nach 2 – 4 min erreicht (4, 9, 17, Abb. 1 und 2). Dieser schnelle Wirkungseintritt kommt einer intravenösen Injektion nahe, weshalb sorgfältig dosiert werden muß. Damit ist die *Diazepam-Rektallösung* nicht nur den Diazepam-Supp. an Schnelligkeit des Wirkungseintritts weit überlegen, sondern auch der intramuskulären Injektion, wie Abb. 3 zeigt.

Die *Dosierung der Rektallösung* beträgt bei Säuglingen und Kleinkindern 0,5 – 0,7 mg/kg als Einzeldosis; Diazepam-Rektal-Tube® zu 5 mg kann also erst bei Kindern ab einem Körpergewicht von 6 – 7 kg oder einem Alter von 5 – 6 Monaten angewendet werden. Bei Wirkungslosigkeit kann die Einzeldosis nach 5 – 10 Minuten erneut gegeben werden, wenn der Krampf auf die erste Einzelgabe nicht sistiert, vorausgesetzt, daß keine stärkere sedierende Begleitmedikation vorangegangen ist und es sich nicht von vornherein um einen prolongierten Krampf gehandelt hat (s.u.). Auch für das Erwachsenenalter wird eine Einzeldosis von 0,4 – 0,5 mg/kg empfohlen (13); Jugendliche können 2 – 3 Rektal-Tubes® à 10 mg erhalten; Schulkinder im Alter von 12 Jahren können aber schon mit 10 mg (0,2 – 0,25 mg/kg) ausreichende Plasmaspiegel innerhalb von 10 Minuten entwickeln (1).

Bezüglich der *Nebenwirkungen* muß daran gedacht werden, daß die Resorption der Rektallösung so rasch und kräftig sein kann, daß wie bei einer intravenösen Injektion auf eine eventuelle, jedoch seltene Atemdepression geachtet werden muß, vor allem bei gleichzeitiger Gabe zentral dämpfender Medikamente, z.B. nach Phenobarbital-Vorbehandlung, besonders im Status epilepticus, aber auch bei Patienten mit schweren Herz-, Leber- und Lungenerkrankungen, bei Kindern mit akuten Encephalitiden und Encephalopathien. Bei Epilepsiepatienten mit tonischen Anfällen, z.B. im Rahmen des Lennox-Syndroms, kann Diazepam durchaus gut wirksam sein; Diazepam kann gelegentlich aber auch solche tonischen Anfälle aktivieren oder provozieren. Diese seltene Komplikation ist im Einzelfall nicht vorhersehbar, es sei denn durch eine gezielte EEG-Untersuchung unter intravenöser Diaze-

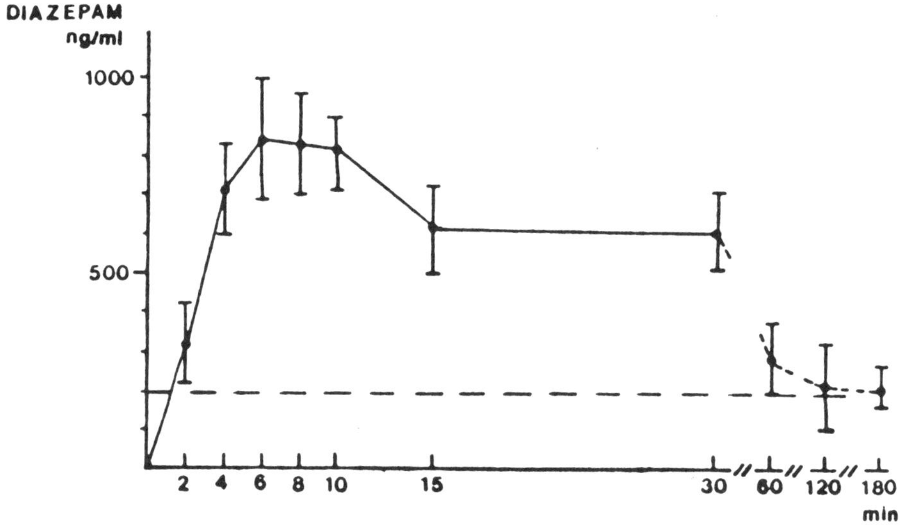

Abb. 2: Zeitlicher Verlauf mittlerer Diazepam-Plasmaspiegel nach Einzelgabe von Diazepam-Rektal-Lösung 0,5 mg/kg bei n = 11 Kindern im durchschnittlichen Alter von 2,6 J. (0; 1–11 J.) Gestrichelte Linie: angenommene untere Grenze des therapeutischen Bereichs (200 ng/ml). Nach DULAC, *O., et al. 1978 (4).*

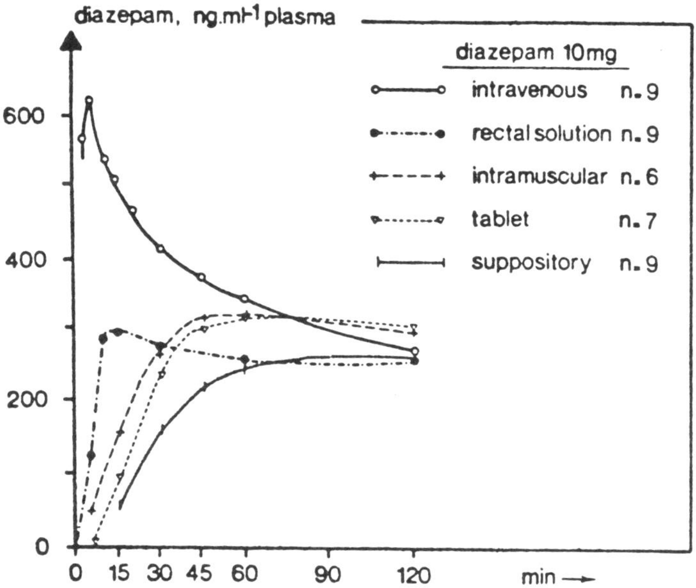

Abb. 3: Zeitlicher Verlauf mittlerer Diazepam-Plasmaspiegel bei gesunden Erwachsenen nach Einzelgabe von jeweils 10 mg Diazepam i.v., als Rektal-Lösung, i.m., als Tablette und als Supp. Nach MOOLENAAR, *F., et al. 1980 (19).*

pam-Gabe. Ist eine länger anhaltende Serie tonischer Anfälle durch Diazepam-Rektal-Lösung ausgelöst worden, ist eine intravenöse Gabe von Phenytoin vor Phenobarbital i.m. zu empfehlen. Anschließend muß Diazepam aus dem Arzneimittelschatz zunächst gestrichen werden. Der Klinik bleibt vorbehalten, später, nach Monaten oder Jahren erneut im Rahmen einer EEG-Untersuchung unter Diazepam i.v. zu prüfen, ob diese Neigung, tonische Anfälle zu provozieren, immer noch besteht – diese Eigenschaft kann nämlich verschwinden, so daß dann erneut Diazepam für die Akut-Therapie zur Verfügung steht.

Phenytoin rektal

Phenytoin, für die orale Langzeitmedikation und die intravenöse Akut- und Notfall-Therapie ein Antiepileptikum erster Wahl, ist für eine rektale Anwendung, etwa mit den im Handel befindlichen Zentropil®-Supp., nicht geeignet. Die Bioverfügbarkeit ist schlecht (23), das Problem einer geeigneten Galenik nicht gelöst. Suppositorien mit Phenytoin als Natriumsalz werden zum Teil gar nicht resorbiert (7), Suppositorien mit Phenytoin als freie Säure ergeben sehr niedrige Plasmaspiegel.

Daher können Phenytoin-Supp. zur Zeit auch für eine Akut-Therapie nicht empfohlen werden.

Orale Akut-Therapie

Die orale antiepileptische Medikation ist in der Regel eine Langzeittherapie über Jahre mit regelmäßiger täglicher Einnahme. Nur so kann ein Fließgleichgewicht mit möglichst gleichmäßigen Plasmaspiegeln aufrecht erhalten werden als Voraussetzung dafür, die Wirkung des Antiepileptikums zu beurteilen. Die orale Einzel- oder Tagesdosis, auf die der Patient eingestellt ist, nach Bedarf an „schlechten" Tagen zu erhöhen und in guten Phasen sofort zu vermindern, wozu der Laie häufig tendiert, ist falsch. Einem Patienten, der z.B. auf Phenytoin-Tabletten eingestellt ist, wegen eines Anfallsrezidivs für 1 – 2 Tage 1 Tablette mehr zu geben oder in der Annahme, daß Phenytoin ausdosiert ist, für einige Tage 100 mg Phenobarbital oder 200 mg Carbamazepin zusätzlich zu verordnen, ist wirkungslos. Die Pharmakokinetik der Antiepileptika lehrt, daß diese Therapieänderung erst nach 1 – 2 Wochen regelmäßiger Einnahme wirksam sein kann, wobei die Zugabe eines anderen Antiepileptikums in kleiner Dosis über medikamentöse Interaktion sogar zu einer Abschwächung der antikonvulsiven „Gesamtwirkung" durch Fermentinduktion führen, also einen gegenteiligen, anfallsverschlechternden Effekt haben kann!

Eine Ausnahme von dieser Regel kann gemacht werden: Mit Benzodiazepinen wie *Diazepam* oder *Clonazepam* kann auch eine Akut-Therapie oral durchgeführt werden, aber nur zur Behandlung kleiner Anfälle in Serie oder in prolongierter bzw. Statusform und bei iktogenen Dämmerzuständen, sofern und solange der Patient schlucken kann.

Bei gesunden erwachsenen Probanden werden nach 10 – 20 mg Diazepam oral maximale Plasmaspiegel nach 30 – 40 min erreicht (Abb. 3), therapeutisch wirksame Plasmakonzentrationen über 200 ng/ml aber schon nach 20 min. Dies entspricht auch der klinischen Wirklichkeit: Mit 1/2 – 1 Tablette Diazepam zu 5 oder 10 mg – besser bioverfügbar als in Sirupform – kann innerhalb von 10 – 20 min eine Anfallsserie oder ein solcher Dämmerzustand unterbrochen werden. Dies gelingt am besten und häufigsten dann, wenn keine Langzeitmedikation mit Benzodiazepinen läuft, also der Organismus nicht an Diazepam gewöhnt ist. Dann wird oft nur eine sehr kleine Dosis zur Anfallskupierung benötigt.

Gleiches gilt für Clonazepam; nach 2 mg Clonazepam oral werden bei Erwachsenen maximale Plasmakonzentrationen nach 1 – 2 Stunden gefunden, der klinische Effekt ist aber schon nach 15 – 20 min erkennbar, weil innerhalb dieser Zeit bereits der therapeutisch wirksame Plasmaspiegel erreicht wird. Bei Kindern, die nicht unter einer Langzeittherapie mit Clonazepam stehen, kann z.B. ein Absence-Status oder „Status minor“ bei myoklonisch-astatischer Epilepsie mit der kleinen Dosis von 1 – 2 Tabletten Rivotril® 0,5 mg entsprechend 5 – 10 Tropfen Clonazepam/Rivotril®-Lösung unterbrochen werden.

Diese orale Akut-Therapie mit Diazepam/Clonazepam kann so gut wirken, daß nicht nur die Laien immer wieder die Tendenz haben, diesen Effekt durch häufige Gaben zu wiederholen bzw. zu halten, also die Akut-Therapie in eine chronische Medikation zu verwandeln. Sofern der Patient bisher keine Benzodiazepin-Langzeitmedikation erhalten hat, ist dieses Vorgehen sicher richtig und die Aussicht auf Erfolg gut, viele Patienten werden znächst anfallsfrei für Wochen und Monate. Aber die Rezidivquote ist sehr hoch, die meisten Patienten entwickeln eine Benzodiazepin-Resistenz, die dann auch durch Dosissteigerung nicht oder jedenfalls nicht für längere Zeit durchbrochen werden kann. Gerade bei diesen Patienten ist aber damit Diazepam/Clonazepam nicht „für alle Zeit“ verworfen; im Gegenteil, nach Absetzen und „Entwöhnung“ können die Benzodiazepine wieder gut und prompt wirksam sein, um sich allerdings bald erneut zu erschöpfen usw. Dann bietet sich an, Diazepam/Clonazepam als orale Akut-Therapie „nach Bedarf“ nur an schlechten Tagen mit besonderer Häufung kleiner Anfälle oder mit (diskontinuierlichem) Status minor nicht zu oft zu geben, nicht häufiger als eine Einzelgabe 3mal pro Woche, um diesen Akut-Effekt mit kleiner Dosis nicht rasch zu verlieren.

Mit dieser Indikation ist Clonazepam „nach Bedarf" 1 – 2 Tabletten zu 0,5 mg bei Kindern mit schwer verlaufenden, zumindest partiell therapieresistenten Epilepsien mit kleinen Anfällen zu einem unentbehrlichen Antiepileptikum für die Akut-Therapie geworden und kann so auch vom Laien eingesetzt werden.

Für eine Akut-Therapie bei (Hemi-)Grand mal-Anfällen dagegen können Benzodiazepine oral nicht empfohlen werden. Ihre Wirkung wäre zu unzuverlässig, diese Therapie wäre keine medikamentöse Notfallprophylaxe – ganz im Gegensatz zur Behandlung mit Diazepam-Rektal-Lösung oder mit intravenöser Gabe von Diazepam/Clonazepam.

Bezüglich *Nebenwirkungen* zeigt das an Benzodiazepine nicht gewöhnte Kind nach einer höheren oralen Einzelgabe Hypotonie, Ataxie und Müdigkeit, nach Gabe von Clonazepam eventuell auch vermehrte Speichelproduktion und Bronchialsekretion, besonders bei Kleinkindern und Kindern mit schwereren infantilen Cerebralparesen einschließlich Supra-Bulbär-Parese mit Schluckschwierigkeiten. Für diese orale Akut-Therapie mit Clonazepam/Diazepam sollte man daher keine hohe Dosis wählen, denn diese Benzodiazepine wirken nach dem „Alles oder Nichts-Gesetz": Ist je nach Alter nach einer Einzelgabe von 5 – 10 mg Diazepam oder $^1/_2$ – 1 mg Clonazepam kein eindeutiger, prompter Effekt innerhalb von 20 – 30 min zu erzielen, sind in der Regel auch höhere orale Dosen nicht wirksam.

Auch bei oraler Akut-Therapie besteht die Möglichkeit, daß tonische Anfälle verschlechtert werden können (siehe Nebenwirkung der Diazepam-Rektal-Lösung); wir selbst haben allerdings diese seltene Komplikation bisher nur bei intravenöser Gabe gesehen.

Parenterale Akut- und Notfalltherapie

4 Antiepileptika stehen für die parenterale antikonvulsive Therapie in der Praxis zur Verfügung: Diazepam, Clonazepam, Phenobarbital und Phenytoin (Tab. 1).

Der Arzt wird zu der ihm allein vorbehaltenen parenteralen Applikation dieser Antikonvulsiva immer dann greifen, wenn eine orale Einnahme wegen Bewußtseinsstörung oder Erbrechen nicht möglich ist, wenn gastrointestinale und rektale Resorption unzuverlässig erscheint und bei oraler und rektaler Zufuhr die antiepileptische Wirkung nicht rasch genug eintreten kann. Die Meinung, daß die intramuskuläre Injektion insbesondere der rektalen Gabe stets überlegen sei, ist dabei weit verbreitet. Daß dem nicht so ist, wurde bereits bei der Besprechung der rektalen Anwendung von Diazepam erwähnt.

Tab. 1: Antikonvulsiva für die Akut- und Notfall-Therapie in der Praxis und ihre Applikationsarten

Generikum	rektal	oral	i.m.	i.v.
Chloralhydrat	[Rektallösung]	–	–	–
Diazepam	Rektallösung [Supp.]	[oral*]	[i.m.]	i.v.
Clonazepam	–	[oral*]	[i.m.]	i.v.
Phenobarbital	–	–	i.m.	i.v.
Phenytoin	–	–	–	i.v.

[ ] Klammern: Für antiepileptische Notfalltherapie unzuverlässiger oder ungenügender Effekt

* Orale Akuttherapie mit Benzodiazepinen nur zur Kupierung von Serien oder Staten kleiner Anfälle bzw. Petit mal-Staten (iktogene Dämmerzustände)

– Unterstreichung: Unentbehrliche Antiepileptika

Aufgeführt sind nur die Generika, die als Handelspräparate zur Verfügung stehen.

Am zuverlässigsten ist natürlich die intravenöse Gabe; aber gerade in der Notsituation des prolongierten Krampfes und unter ungünstigen äußeren Bedingungen kann es in der Praxis Probleme bereiten, den intravenösen Zugang zu finden. Hier kann Diazepam als Mikro-Klisma eine gute Alternative sein, zumindest als Initial-Therapie, damit während der Suche nach dem intravenösen Zugang nicht zu viel Behandlungszeit verlorengeht.

Alle 4 Antiepileptika müssen intravenös sehr langsam injiziert werden. Als Regel für die Infusionsgeschwindigkeit gilt, 1 Ampulle in wenigstens 5 Minuten zu injizieren; kleine Volumina sollten dafür zweckmäßigerweise mit isotoner Kochsalz- oder Glucose-Lösung verdünnt werden. Stets muß dabei an die Gefahr der Atemdepression gedacht werden; diese droht bei zu schneller Injektion, nach vorangegangener Gabe zentralnervös dämpfender Medikamente wie z.B. nach Phenobarbital-Vorbehandlung, bei schlechten Kreislaufverhältnissen, aufgrund bestimmter akuter neurologischer Erkrankungen, die zur Notfallsituation des prolongierten oder Serien-Anfalls geführt haben wie z.B. akute konvulsive Encephalitis oder Encephalopathie, oder wenn ein Status epilepticus aus (Hemi-)Grand mal-Anfällen schon lange anhält.

Alle 4 Antiepileptika können, was die lokale Verträglichkeit betrifft, auch intramuskulär gegeben werden; gern wird in der Notfallsituation die intravenöse Gabe mit einer intramuskulären Injektion kombiniert. Früher war dies als Regel für Phenytoin aufgestellt worden, heute kann dies für Phenytoin nicht mehr empfohlen werden, wohl aber für Phenobarbital und Diazepam und deshalb auch für Clonazepam, obwohl für Clonazepam i.m. keine pharmakokinetischen Daten vorliegen.

Nach diesem kurzen Überblick sollen nun diese 4 Antiepileptika im einzelnen besprochen werden.

Diazepam parenteral

Diazepam parenteral ist im Handel in Form von Ampullen und Fertigspritzen zu 10 mg, gelöst in 2 ml Propylenglykol.

Intramuskulär ist die Resorption, gemessen an den Plasmaspiegelanstiegen, nach MOOLENAAR et al. (19) in etwa der oralen Einnahme gleichzusetzen; therapeutisch wirksame Plasmaspiegel oberhalb 200 ng/ml werden nach i.m. Gabe von 10 mg bei Erwachsenen nach ca. 30 Minuten erreicht (Abb. 3). Andere Untersucher haben bei Erwachsenen eine schlechtere Resorption gegenüber der oralen Aufnahme gefunden (5), bei Kleinkindern nach i.m. Injektion von 0,3 – 0,5 mg/kg eine bessere (1). Injektionsort und -technik beeinflussen stark die unterschiedlichen Plasmawerte. Schneller und zuverlässiger als die Resorption nach i.m. Gabe ist die der Rektal-Lösung (siehe dort).

Intravenös werden nach 10 mg Diazepam bei Erwachsenen beziehungsweise 0,15 mg/kg bei Kindern Plasmaspiegel zwischen 400 und 700 ng/ml, also hohe Werte erreicht, die aber innerhalb von 1 – 2 Stunden auf Werte abfallen können, die an der unteren Grenze des therapeutischen Bereichs liegen (19). Der antikonvulsive Effekt des Diazepam i.v., der nach klinischer Erfahrung akut hervorragend ist und z.B. den laufenden Anfall mit großer Sicherheit noch während der langsamen Injektion unterbricht (Injektionsgeschwindigkeit 1 – 2 mg/min), kann sich also rasch erschöpfen.

Die *Dosierung* von Diazepam parenteral beträgt je nach Alter 2 – 5 mg für Säuglinge bis 10 – 20 mg bei Jugendlichen als Initialdosis, entsprechend 0,5 mg/kg bei Säuglingen und Kleinkindern und 0,2 – 0,3 mg/kg bei Schulkindern und Jugendlichen.

Die *Nebenwirkungen* wurden bereits bei der Diazepam-Rektal-Lösung erwähnt: Schlaf, Gefahr der Atemdepression (selten), besonders nach höherer Dosierung zentral-nervös dämpfender Medikamente wie Phenobarbital und bei länger dauerndem (Hemi-)Grand mal-Status epilepticus, Provokation tonischer Anfälle (selten); nach Erwachen aus dem Diazepam-Schlaf sind die Kinder hypoton-ataktisch, besonders Kleinkinder nicht selten wesensverändert, nämlich hyperkinetisch, distanzlos, albern, enthemmt („Diazepam-Schwips").

Diazepam oral wird heutzutage nur noch selten für die Langzeitmedikation benutzt, z.B. bei bestimmten Petit mal-Verläufen; durch das später in den Handel gekommene Clonazepam ist es weitgehend verdrängt worden. Seinen therapeutischen Platz hat das Diazepam aber in der antiepileptischen Akut-Therapie neben dem Clonazepam behalten, auch in der kinderärztlichen Praxis, weil es gut verfügbar und prompt wirksam sein kann.

Clonazepam parenteral

Clonazepam parenteral steht als Rivotril® in Mischampullen zur Verfügung, der Inhalt der Wirkstoffampulle muß mit dem der Diluensampulle gemischt werden; 2 ml Endvolumen enthalten 1 mg Clonazepam für die i.m. und i.v. Injektion.

Nach *intravenöser* und oraler Gabe gleichen die pharmakokinetischen Daten denen des Diazepam. So wird unterstellt, daß auch nach *intramuskulärer* Applikation die Verhältnisse bezüglich Bioverfügbarkeit und Resorption denen des Diazepam ähnlich sind, denn entsprechende Untersuchungsergebnisse liegen nicht vor. Die antikonvulsive Wirkung von Clonazepam i.m. muß demnach für den Notfall als nicht genügend zuverlässige und eventuell unzureichende Therapie angesehen werden.

Die *Dosierung* beträgt 0,05 bis 0,1 mg/kg entsprechend $^1/_2$ Ampulle (0,5 mg) für Säuglinge und 2 (–3) mg bei Jugendlichen, die Injektionsgeschwindigkeit i.v. 0,1–0,2 mg/min = 1 Ampulle in 5–10 min.

Die *Nebenwirkungen* gleichen denen der Diazepam-Therapie: Schlaf, Gefahr der Atemdepression (selten) besonders nach Vorbehandlung mit höheren Dosen zentralnervös dämpfender Medikamente wie Phenobarbital und bei schon länger anhaltendem (Hemi-)Grand mal-Status, Provokation tonischer Anfälle (selten) – hinzu kommt für Clonazepam eine vermehrte Speichel- und Bronchialsekretion, die besonders bei Säuglingen und Kleinkindern bei höherer Dosierung sehr lästig sein kann.

Nach Erwachen aus dem Clonazepam-Schlaf sind die Kinder hypoton-ataktisch, die neuropsychiatrischen Auffälligkeiten sind unter Clonazepam deutlicher als unter Diazepam (s.o.).

Clonazepam i.v. hat das Diazepam i.v. als Mittel der I. Wahl in der Notfall-Therapie verdrängt, weil im Kindesalter die Rezidivquote nach (Hemi-) Grand mal-Status geringer zu sein scheint. Clonazepam i.v. ist auch erfolgreicher in den Fällen, die auf Diazepam i.v. nicht ansprechen.

Phenobarbital parenteral

Phenobarbital PB parenteral steht als Natriumsalz in Ampullen zu 1 ml = 200 mg Natrium-PB für die i.m. und i.v. Injektion zur Verfügung.

Für die orale Langzeitmedikation wird im Kindesalter bei einem Körpergewicht von 10 – 45 kg eine Dosierung von 3,5 – 4 mg/kg vorgeschlagen, um therapeutisch wirksame Plasmaspiegel oberhalb 15 – 20 µg/ml zu erzielen. Solche Plasmakonzentrationen im mittleren therapeutischen Bereich werden wegen der langen biologischen Halbwertszeit des PB von 40 – 70 Stunden bei Kindern nach frühestens 1 – 2 Wochen erreicht, bei Jugendlichen und Erwachsenen können 2 bis mehr als 3 Wochen vergehen, ehe ein Fließgleichgewicht erreicht ist (23).

Für die Akut-Therapie reicht diese *Dosierung* von ca. 4 mg/kg bei Kindern, die bisher nicht auf PB eingestellt sind, nicht aus, sie muß mindestens verdoppelt werden, um in einen therapeutischen Bereich oberhalb 15 µg/ml zu kommen. Dazu braucht man z.B. bei Kleinkindern im Alter von 1 – 4 Jahren 10 mg/kg i.m. oder oral – bei oraler Zufuhr wird dieser Plasmaspiegel nur knapp erreicht, auf beiden Wegen aber erst nach 1 1/2 – 4 Stunden (24, Abb. 4a). Will man mehr therapeutische Sicherheit und eine höhere Plasmakonzentration in etwas schnellerer Zeit, muß in diesem Alter die Dosis auf 15 mg/kg oral oder i.m. erhöht, also eine sehr hohe initiale Dosierung gewählt werden, die dann mit einem erheblich sedativ-hypnotischen Begleiteffekt einhergeht. Auch bei dieser hohen Initialdosierung vergehen mindestens 1, meist 1 1/2 – 2 Stunden, ehe der gewünschte Plasmaspiegel erreicht ist (Abb. 4b). Dieser Zeitraum reicht für eine Akut-Therapie aus, kaum aber für eine Notfalltherapie. Soll dieser therapeutische Plasmaspiegelbereich in den nächsten Tagen aufrecht erhalten werden, muß nach 12 Stunden und danach alle 24 Stunden mit einer Dosierung von 5 mg/kg i.m. oder oral fortgefahren werden, wie Abb. 4 zeigt als Beispiel für eine PB-*Schnellsättigung* im Kleinkindesalter.

Wird ein noch schnellerer Initialeffekt in der Notfallsituation angestrebt, muß PB intravenös gegeben werden.

Die *initiale i.v. Dosierung* beträgt im einzelnen (23)
50 – 100 mg bei Säuglingen
100 – 150 mg bei Kleinkindern
150 – 200 mg bei Schulkindern
200 – 400 mg bei Jugendlichen und Erwachsenen,
entsprechend 10 – 4 mg/kg i.v. mit höherer Dosierung im jüngeren Alter, sehr langsam mit einer Injektionsgeschwindigkeit von 20 – 40 mg/min = 1 Ampulle in 5 – 10 Minuten gegeben wegen der Gefahr der Atemdepression.

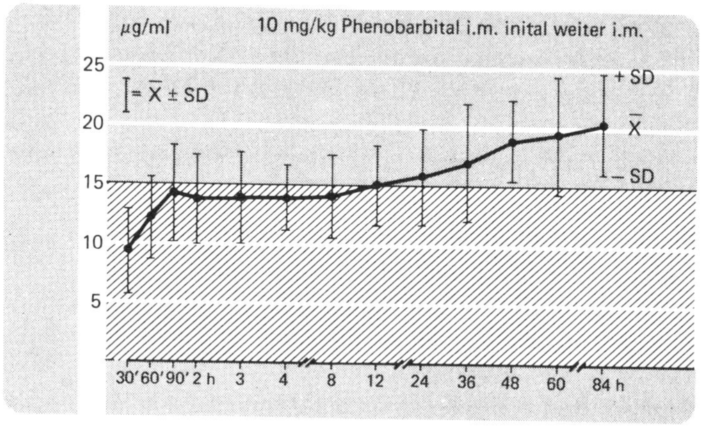

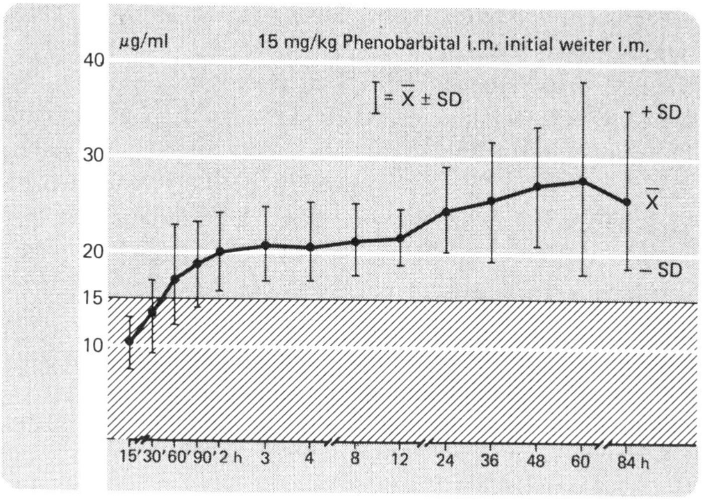

Abb. 4: Zeitlicher Verlauf mittlerer Phenobarbital-Serumspiegel bei Schnellsättigung mit Phenobarbital i.m. in 2 verschiedenen Dosierungen bei jeweils n = 8 Kindern im Alter von 1–4 1/2 J. Therapeutische Wirksamkeit wird oberhalb 15 µg/ml Phenobarbital-Serumspiegel angenommen.
oben: Initial 10 mg/kg i.m., anschließend nach 12 Stunden und dann alle 24 Stunden 5 mg/kg i.m.
unten: Initial 15 mg/kg i.m., anschließend nach 12 Stunden und dann alle 24 Stunden 5 mg/kg i.m. Werden im Anschluß an die initiale i.m.-Gabe nach 12 Stunden und dann alle 24 Stunden 5 mg/kg oral gegeben, werden nahezu identische mittlere Phenobarbital-Serumspiegel erzielt.
Nach STERNOWSKY, H. J., u. LAGENSTEIN, I. 1981 (24).

Mit einer Dosierung von 3 – 5 mg/kg i.m. oder oral nach 12 Stunden und dann weiter alle 24 Stunden kann der initiale Plasmaspiegelanstieg gehalten werden.

Der mit dieser Schnellsättigung verbundene erheblich sedativ-hypnotische Effekt klingt wegen der langen Halbwertszeit nur langsam ab. Er erschwert die Beurteilung der Bewußtseinsstörung in der Notfallsituation unter Umständen erheblich und schafft Probleme bei der Differentialdiagnose der cerebralen Grunderkrankung.

Daher ist PB parenteral in der Notfallsituation des (Hemi-)Grand mal-Status epilepticus nicht das Mittel der I. Wahl, sondern ein Antiepileptikum fernerer Wahl nach Diazepam/Clonazepam und nach Phenytoin i.v, das keinen sedativ-hypnotischen Begleiteffekt und bei Herz- und Kreislauf-Gesunden bei richtiger Dosierung und vorschriftsmäßiger Injektions- bzw. Infusionsgeschwindigkeit keinen atemdepressorischen Effekt hat.

Phenytoin i.v.

Phenytoin (PHT-)Handelspräparate stehen für die parenterale Anwendung in Form von 5 ml-Ampullen zu 250 mg und als Infusionskonzentrat in 50 ml-Ampullen zu 750 mg PHT zur Verfügung.

Im Gegensatz zu den bisher aufgeführten Antiepileptika eignet sich Phenytoin nur in seiner *intravenösen* Form für die Akut- und Notfall-Therapie. Oral ist der Wirkungseintritt zu stark verzögert, rektal in Form von Suppositorien ist die Resorption extrem schlecht, intramuskulär fällt PHT aufgrund des Gewebs-pH aus, es bilden sich kristalline Depots, aus denen PHT stark verzögert und im Ausmaß unvorhersehbar freigesetzt wird. Die alleinige i.v. Applikation schränkt die Anwendung in der Praxis ein. Auch kann mit PHT i.v. beim prolongierten Anfall oder während einer laufenden Serie aus dicht aufeinanderfolgenden Anfällen im Gegensatz zu den Benzodiazepinen Diazepam/Clonazepam die Dosis nicht nach Wirkung gewählt werden, denn PHT i.v. wirkt erst nach 20 – 30 Minuten antikonvulsiv.

Die *initiale i.v.* Dosierung beträgt ca. 3 – 5 mg/kg, entsprechend bei Kleinkindern 20 – 30 mg/Lebensjahr bis maximal 250 mg bei älteren Kleinkindern, auch bei Schulkindern 20 – 30 mg/Lebensjahr bis maximal 500 mg bei älteren Schulkindern und Jugendlichen. Für das Neugeborenen- und frühe Säuglingsalter (Dosis 5 – 10 mg/kg) ist die Indikation für PHT i.v. umstritten. Die i.v. Injektion muß langsam erfolgen, die Injektionsgeschwindigkeit von 25 – 50 mg pro Minute (= 1 Ampulle in 5 – 10 Minuten) gilt für Kinder und Jugendliche ohne Hinweis auf Herz- und Kreislauferkrankungen –

dann braucht keine Atemdepression befürchtet zu werden. Während der Injektion sollen aber Puls und eventuell auch Blutdruck kontrolliert werden.

Bei Anwendung des Infusionskonzentrates (750 mg PHT in 50 ml Tris-Pufferlösung mit Tetraglykol, aufgefüllt mit physiologischer Kochsalzlösung auf 500 ml und nicht mit anderen Medikamenten vermischt) beträgt die Infu-

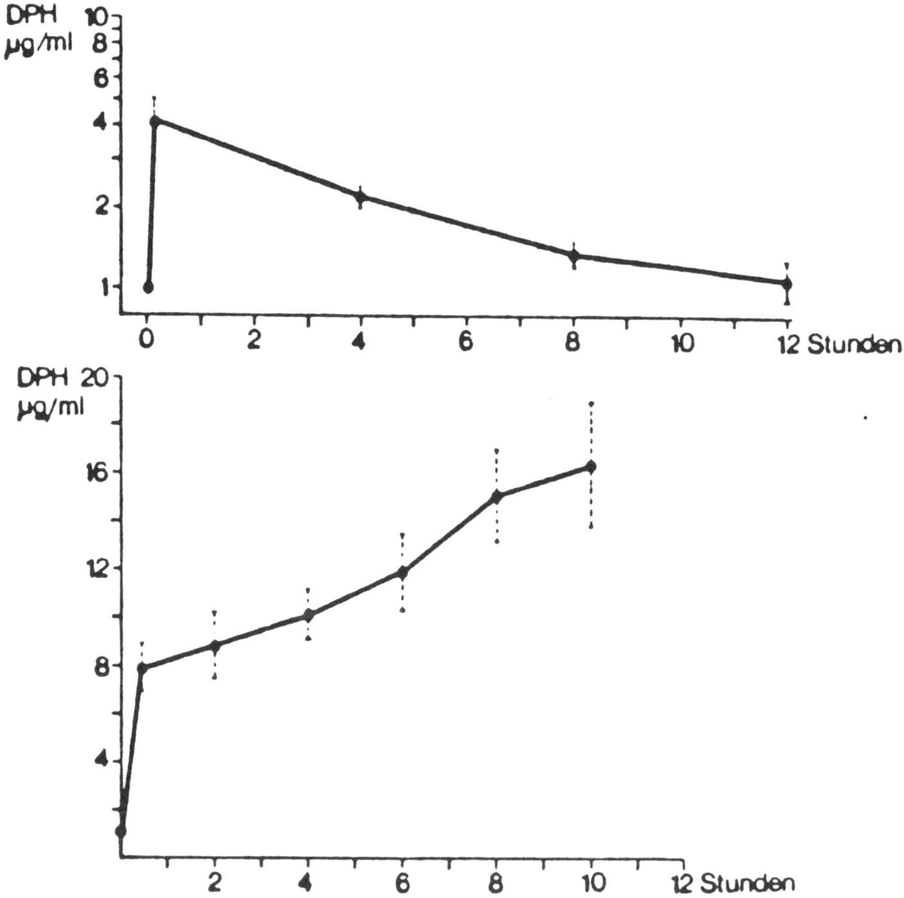

Abb. 5: Phenytoin-Plasmakonzentrationen nach einer einzelnen intravenösen Injektion ohne und mit anschließender Infusion
oben: Mittlere Phenytoin-(DPH-)Plasmakonzentration nach i.v.-Injektion von 3 mg/kg Phenytoin bei n = 5 Probanden.
unten: Mittlere Phenytoin-(DPH-)Plasmakonzentration nach i.v.-Injektion von 250 mg Phenytoin in 10 min und sofort anschließender Infusion von 750 mg Phenhydan-Infusionskonzentrat® in einer mittleren Dosierung von 10 mg/kg (Geschwindigkeit 1,25 mg/kg/Std.) bei n = 9 Epilepsiepatienten. Nach SCHMIDT, *D., 1981 (23).*

sionsgeschwindigkeit dieser Gebrauchslösung 1 ml/min. Nach v. ALBERT erlaubt allerdings die gute Verträglichkeit des Handelspräparates Phenhydan-Infusionskonzentrat® eine wesentlich schnellere Infusion (2). Nach der i.v. Initialgabe eine *Schnellsättigung* mit konstanten PHT-Plasmaspiegeln zu erreichen, gelingt nicht mit wiederholten i.v. Einzelgaben, die zu starken Schwankungen der Plasmaspiegel führen, sondern nur mit einer anschließenden PHT-Infusion über Stunden (Abb. 5). Eine solche i.v. Schnellsättigung läßt sich in der Praxis kaum durchführen.

Nebenwirkungen: PHT i.v. hat im Gegensatz zu Phenobarbital i.v. und Diazepam/Clonazepam i.v. den großen Vorteil, nicht sedativ-hypnotisch zu wirken. Für Herz- und Kreislaufgesunde besteht bei richtiger Injektions- und Infusionsgeschwindigkeit keine Gefahr der Atemdepression, für sie sind flüchtige toxische Spitzen der Plasmaspiegel zwischen 20 und 30 µg/ml, die bei der i.v. Injektion oder Infusion erreicht werden können, ungefährlich. Bei Patienten mit niedrigem Blutdruck und cardialer Erkrankung dagegen drohen weiterer Blutdruckabfall und eventuell gefährliche Atemdepression. PHT i.v. ist kontraindiziert bei sinuatrialem Block und bei AV-Block II. und III. Grades. Überdosierung zeigt sich in Form von Doppelbildern, Nystagmus, Tremor, Ataxie und Nausea und erzwingt sofortigen Stopp der i.v. Injektion oder Infusion und Überprüfung der Dosierung. Länger anhaltende Überdosierungen müssen unbedingt vermieden werden, da irreversible Kleinhirnschäden auftreten können.

PHT i.v. ist für die Notfalltherapie des Status epilepticus aus (Hemi-)Grand mal- und tonischen Anfällen ein unentbehrliches Antiepileptikum I. Wahl und dem Phenobarbital vorzuziehen, weil es keinen sedativ-hypnotischen Begleiteffekt hat, ist aber mehr für den klinischen Gebrauch geeignet. Für die Akut-Therapie in der Praxis ist die Indikation enger und mehr beschränkt auf eine einmalige Gabe, zum Beispiel zur Initialtherapie eines solchen Status epilepticus vor der Klinikeinweisung oder zur Überbrückung oder „Aufstokkung“ einer bereits laufenden oralen Langzeitmedikation, wenn es zu Anfallsverschlechterung durch unregelmäßige Einnahme oder durch ein interkurrentes Ereignis gekommen ist und die Langzeittherapie oral rasch fortgesetzt werden kann. Für die Akut-Therapie bei Infektkrämpfen ist PHT i.v. nicht geeignet.

Antikonvulsive Akut- und Notfall-Therapie der verschiedenen Anfallssyndrome

Nachdem die einzelnen Antiepileptika nacheinander besprochen worden sind, soll abschließend von den klinischen Anfallssyndromen ausgegangen und sollen Vorschläge gemacht werden, in welcher Reihenfolge und in welcher Applikationsart die einzelnen Antiepileptika in der Akut- und Notfallsituation eingesetzt werden können (Tab. 2).

Tab. 2: Antiepileptische Akut- und Notfalltherapie

Anfallssyndrome	Für den Laien u. Arzt	Nur für den Arzt
Gelegenheitsepilepsie, z.B. Fieberkrämpfe	Diazepam-Mikroklisma [Diazepam-Supp.] [Chloralhydrat-Rektiolen]	Clonazepam i.v., [i.m.] Diazepam i.v., [i.m.] Phenobarbital i.m., i.v.
Chronische Epilepsie (Hemi-)Grand mal Fokale Anfälle psychomotorische Anfälle Tonische Anfälle	Diazepam-Mikroklisma [Chloralhydrat-Rektiolen]	Clonazepam i.v., [i.m.] Diazepam i.v., [i.m.] Phenobarbital i.m., i.v. Phenytoin i.v.
Sonstige kleine Anfälle Petit mal-Status iktogene Dämmerzustände	Clonazepam oral Diazepam oral Diazepam-Mikroklisma Diazepam-Supp.	Clonazepam i.v., [i.m.] Diazepam i.v., [i.m.]

[ ] Klammern: Für antiepileptische Notfalltherapie unzuverlässiger oder ungenügender Effekt

Gelegenheitsepilepsie: Fieberkrämpfe

Ein generalisierter tonisch-klonischer Anfall bei einer chronischen Grand mal-Epilepsie unterscheidet sich weder klinisch noch im Anfalls-EEG von einem symmetrischen Gelegenheitskrampf zum Beispiel bei Fieber, Hypokalzämie, Hypoglykämie, akuter Hirnverletzung oder bei anderen „Gelegenheiten“. Ebensowenig unterscheidet sich ein hemiklonischer Anfall oder ein Grand mal-Anfall mit fokalen Zeichen bei chronischer partieller Epilepsie von einem halbseitigen oder fokal-betonten Gelegenheitskrampf. Deshalb werden solche Anfälle, zumal, wenn sie bei diesen Anlässen rezidivieren, auch unter dem Begriff der (akuten) Gelegenheitsepilepsie zusammengefaßt, obgleich der Terminus Epilepsie in der Regel nur für chronisch rezidivierende Anfälle benutzt wird, die im Prinzip nicht an solche Anlässe gebunden sind.

Unter diesen Gelegenheitskrämpfen bilden die Fieberkrämpfe die weitaus überwiegende Mehrheit; Fieberkrämpfe sind darüber hinaus die häufigste

Form aller cerebralen Anfallserkrankungen. Ihre Akut-Therapie soll daher gesondert besprochen werden. Fieberkrämpfe unterscheiden sich mit ihrer längeren Anfallsdauer von 5 – 10 Minuten von afebrilen Anfällen bei chronischer Epilepsie. Als *„prolongiert"* wäre demnach ein Fieberkrampf erst nach einer Dauer von 10 – 15 Minuten zu bezeichnen. Aber auch bei einem Fieberkrampf sollte eine Anfallsunterbrechung möglichst rasch innerhalb der nächsten Minuten angestrebt werden, ist doch bekannt, daß nach wiederholten prolongierten Infektkrämpfen die Wahrscheinlichkeit, eine chronische Epilepsie mit Grand mal- oder psychomotorischen Anfällen zu entwickeln, um ein Vielfaches höher ist als bei nicht prolongierten Fieberkrämpfen. Auch Fieberkrämpfe können in *Serie* auftreten, schon ein zweiter Fieberkrampf innerhalb von 24 Stunden kann als Serie bezeichnet werden.

Fokal geprägte Fieberkrämpfe mit und ohne postparoxysmale Parese und solche mit langer Dauer (prolongierte Fieberkrämpfe, kontinuierlicher Fieberkrampf-Status) oder in Serie beziehungsweise als diskontinuierlicher Fieberkrampf-Status werden als *komplizierte* Fieberkrämpfe bezeichnet und von den einfachen (simplen) unkomplizierten Fieberkrämpfen abgetrennt. Ihr weiterer Verlauf ist häufiger als bei unkomplizierten Fieberkrämpfen dadurch „kompliziert", daß sie in chronische Epilepsie mit afebrilen Anfällen übergehen können. Weitere komplizierende Faktoren sind große Anfallsfrequenz von mehr als 4 Fieberkrämpfen, frühes Säuglings- und spätes Kleinkindalter bei Erstmanifestation, familiäre Epilepsiebelastung, vor allem aber cerebrale Vorschädigung (siehe auch S. 31). Während bei unkomplizierten Fieberkrampf-Verläufen die Wahrscheinlichkeit, eine chronische Epilepsie mit afebrilen Anfällen zu bekommen, gegenüber der allgemeinen Epilepsie-Morbidität von 0,5% nur 2 – 3mal höher, also bei 1 – 1,5% liegt, steigt das Risiko bei komplizierten Fieberkrämpfen je nach Art und Zahl der Risikofaktoren bis auf mehr als 10% an. Dieses Epilepsie-Risiko zu vermindern, ist Ziel der Akut- und Notfall-Therapie und eventuell auch einer medikamentösen Langzeittherapie.

Aufgabe der Akut-Therapie in der Praxis ist demnach, a) einen prolongierten Fieberkrampf zu unterbrechen und b) seine rasche Wiederholung während des zur Zeit vorhandenen fieberhaften Infektes zu verhüten, womit innerhalb der nächsten 24 Stunden in 16% der Fälle zu rechnen ist (22). Darüber hinaus wird man c) bestrebt sein, künftigen Fieberkrämpfen bei neuen fieberhaften Erkrankungen vorzubeugen; denn nach dem ersten Fieberkrampf wird $^1/_3$ der Kinder einen zweiten, $^1/_6$ einen dritten und $^1/_{10}$ drei und mehr Infektkrämpfe bis zum Ende des Kleinkindalters erleiden. Damit steigt auch die Möglichkeit, eine chronische Epilepsie zu entwickeln, von knapp 3% nach dem zweiten auf 7,5% nach dem dritten Fieberkrampf (diese Zahlen wurden in einer prospektiven Studie bei Kindern bis zum Alter von 7 Jahren ermittelt, 22).

Selbstverständlich gehört zu dieser Akut-Therapie nicht nur der Einsatz von Antikonvulsiva, sondern auch eine energische Antipyrese mit physikalischen und medikamentösen Mitteln. Hier soll aber nur die antikonvulsive Behandlung besprochen werden.

a) Unterbrechung des laufenden Fieberkrampfes

- Wenn der Arzt zufällig kurz nach Fieberkrampf-Beginn beim Kind sein kann, das Kind erst wenige Minuten krampft, also ein einfacher Fieberkrampf vorliegt:
  Diazepam-Mikro-Klisma 0,5 – 0,7 mg/kg,
  d.h. 5 mg im Alter von $^1/_2$ – 2 Jahren (7 – 13 kg Körpergewicht), 10 mg ab 3 Jahre.
  Mit mehr als 90% Wahrscheinlichkeit wird darunter der Krampf innerhalb der nächsten 5 – 10 Minuten aufhören, aber nur dann, wenn er bisher nicht prolongiert war – bei prolongiertem Fieberkrampf von mehr als 5 – 10 min Dauer ist mit einem Versagen dieser Akut-Therapie in fast 50% der Fälle zu rechnen (12).

Diazepam i.m. und Clonazepam i.m. sind in ihrer Resorption unzuverlässig, Diazepam-Supp., PB-Supp. (nicht im Handel) und PB i.m. in ihrem Wirkungseintritt zu verzögert, Chloralhydrat-Rektiolen in der Wirkung zu unzuverlässig, Phenytoin ist ungeeignet.

Nach erfolgreicher Anfallsunterbrechung werden die Eltern in die Handhabung der Diazepam-Mikroklismen eingewiesen (siehe unter c).

- Wenn Diazepam-Rektal-Lösung versagt, d.h. das Kind 10 Minuten nach Gabe weiter oder erneut krampft bzw. sich trotz Rektallösung ein prolongierter Krampf entwickelt:
  Clonazepam i.v. 0,05 – 0,1 mg/kg
  Clonazepam i.v wird Diazepam i.v. vorgezogen, da bei Versagen von Diazepam i.v. die Gabe von Clonazepam i.v. erfolgreich sein kann.

- Wenn bei der Ankunft des Arztes bereits ein prolongierter Fieberkrampf läuft, das Kind also schon länger als 10 – 15 Minuten krampft:
  Diazepam i.v. 0,5 – 0,7 mg/kg oder
  Clonazepam i.v. 0,05 – 0,1 mg/kg
  oder weniger bzw. so viel, bis unter der sehr langsamen i.v.-Injektion der Fieberkrampf sistiert. Diazepam i.m. oder Clonazepam i.m. sind in der Resorption sehr unzuverlässig; die Versagerquote von Diazepam-Rektallösung bei prolongiertem Krampf ist mit 43% zu hoch (10), Diazepam-Mikroklisma könnte jedoch als Mittel der I. Wahl gegeben werden, wenn das Aufsuchen des intravenösen Zugangs zeitaufwendig wird.

- Wenn beim prolongierten Fieberkrampf diese beiden Benzodiazepine i.v. versagen:
  Phenobarbital i.v. 5 – 10 mg/kg,
  d.h. bei einem Alter zwischen 6 Monaten und 5 Jahren, einem Körpergewicht zwischen 8 und 25 kg 4 – 8 Teilstriche, verdünnt mit isotoner Kochsalzlösung *sehr langsam* intravenös.
  Vorsicht: Bei lang dauernden Krämpfen, nach Benzodiazepin-Vorbehandlung vermehrte Gefahr der Atemdepression! Phenytoin i.v. wäre weniger gefährlich, seine Indikation ist jedoch umstritten – Phenytoin ist in der oralen Langzeitmedikation bei Fieberkrämpfen wahrscheinlich unwirksam! Wenn der intravenöse Zugang nicht erreichbar ist, Phenobarbital i.m. 10 mg/kg mit allerdings wesentlich verzögertem Wirkungseintritt. Anschließend Klinikeinweisung.

b) Fieberkrampf bei Ankunft des Arztes beendet.

- Wenn bei Ankunft des Arztes ein typischer, nicht prolongierter Fieberkrampf bereits aufgehört hat, was die Regel ist:
  Diazepam-Mikroklisma zu 5 oder 10 mg (s. unter a)
  zur Verhütung eines weiteren Krampfes beim gleichen Infekt und Einweisung der Eltern in die weitere Diazepam-Rektal-Medikation (siehe unter c).

- Wenn bei Ankunft des Arztes der Fieberkrampf bereits beendet ist, es sich aber um einen prolongierten Fieberkrampf oder einen kontinuierlichen Fieberkrampf-Status gehandelt hat, das Kind noch bewußtlos ist, wird das Kind in die Klinik eingewiesen. Kann der Arzt das Kind nicht auf dem Transport begleiten, wird bei guten Atmungs- und Kreislaufverhältnissen Diazepam-Mikroklisma zu 5 oder 10 mg für den Transport appliziert; Diazepam i.m. oder Clonazepam i.m. können als Alternative gegeben werden.
  Wenn der Arzt keine Indikation zur Klinikeinweisung sieht oder der Kliniktransport zeitaufwendig ist:
  Phenobarbital i.m. 15 mg/kg
  als initiale Gabe für eine Phenobarbital-Schnellsättigung:
  Fortsetzung mit Phenobarbital 5 mg/kg oral oder i.m. nach 12 Stunden und dann alle 24 Stunden.
  Im Anschluß daran kann diese Phenobarbital-Medikation eventuell als orale Langzeitmedikation weitergeführt werden, wenn z.B. aufgrund eines wiederholten prolongierten Fieberkrampfes oder Fieberkrampf-Status oder anderer „komplizierender“ Risikofaktoren die Diagnose „komplizierter Infektkrampf“ gestellt und damit die Entscheidung für eine kontinuierliche medikamentöse Langzeitprophylaxe über Jahre gefällt wird.

c) Fieberkrampfprophylaxe für künftige fieberhafte Infekte:
Nach erfolgreicher Unterbrechung oder spontanem Sistieren des Fieberkrampfes werden die Eltern oder Angehörigen in den Umgang mit Diazepam-Rektalgaben eingewiesen. Das gilt nicht nur für den zur Zeit noch laufenden fieberhaften Infekt, sondern auch für alle künftigen fieberhaften Infekte bis zum Ende des Infektkrampfalters, also etwa bis zum Alter von 5 Jahren:

Diazepam Supp. oder	zu 5 mg oder (ab 3 J.) 10 mg
Diazepam-Mikroklisma	alle 8 – 12 Stunden,

bei Körpertemperatur ab 38,2 – 38,5° rektal ansteigend für 2 – 3 Tage.

Sollte trotz dieser Diazepam-Rektalgabe ein Fieberkrampf auftreten, geben die Eltern sofort eine weitere Dosis. Werden die Eltern vom Fieberkrampf überrascht, weil nicht selten der Krampf und nicht das Fieber das erste Infektzeichen ist, erfolgt sofort die Gabe von Diazepam-Mikroklisma. Sistiert der Fieberkrampf darunter nicht innerhalb von 5 – 10 Minuten, können die Eltern, falls bis zur Ankunft des Arztes mehr Zeit vergeht, ein weiteres Mikroklisma geben (10).

Damit die Eltern nur ein Diazepam-Medikament für ihre Akut-Therapie vorrätig halten müssen, eine Akut-Therapie des laufenden Anfalls aber nur mit Diazepam-Rektal-Lösung sinnvoll ist, wird empfohlen, den Eltern nur Diazepam-Mikroklismen zu verordnen.

Die Wirksamkeit dieser *intermittierend* durchgeführten Diazepam-Prophylaxe ist in prospektiv angelegten Studien im Vergleich mit unbehandelten Kontrollgruppen (11) und mit Phenobarbital-Medikation geprüft worden; sie ist gleich wirksam einer kontinuierlichen prophylaktischen Phenobarbital-Behandlung (12) und eindeutig einer intermittierenden Phenobarbital-Gabe überlegen. Intermittierende Phenobarbital-Therapie von ca. 5 mg/kg oral jeweils zu Beginn und für die Dauer jedes fieberhaften Infektes hat sich als unwirksam erwiesen, möglicherweise, weil die initiale Phenobarbital-Dosierung zu niedrig gewählt, also keine Schnellsättigung durchgeführt wurde. Ob die von STERNOWSKY u. LAGENSTEIN (24) vorgeschlagene jeweils intermittierend durchgeführte Phenobarbital-Schnellsättigung der intermittierenden Diazepam-rektal-Gabe gleichwertig oder überlegen ist, muß zunächst offen bleiben.

Auf alle Fälle ist erwiesen, daß diese intermittierende Diazepam-Prophylaxe rektal einer kontinuierlichen Phenobarbital-Langzeitmedikation oral vorzuziehen ist. Diazepam in der angegebenen Dosierung macht die Kinder zwar müde, hypoton und leicht ataktisch, aber begrenzt auf einen engeren Zeitraum, den des jeweiligen fieberhaften Zustandes. Die gleich gut wirksame Phenobarbital-Langzeitmedikation dagegen müßte während des gesamten Infektkrampfalters täglich gegeben werden und entfaltet bei 40% der Kinder zum Teil sehr störende negative psychotrope Effekte (25), gewöhnlich eine Hyperaktivität, aber auch erhöhte Irritabilität und Schlafstörungen, und stellt damit für diese Jahre eine unter Umständen erhebliche Belastung und einen bedeutsamen Eingriff in die kindliche Persönlichkeitsentwicklung dar. Sie wäre, nach dem ersten Fieberkrampf begonnen, für $^{2}/_{3}$ der Kinder und nach dem zweiten Fieberkrampf für $^{5}/_{6}$ der Kinder eine überflüssige Therapie, abgesehen davon, daß die Mitarbeit der Eltern für diese lange Zeit nur schwer zu gewinnen ist oder aufrechterhalten werden kann.

d) Prophylaxe von komplizierten Fieberkrämpfen:
Eine Indikation zur medikamentösen Langzeittherapie ist bei komplizierten Infektkrämpfen gegeben, besonders bei Rezidiven trotz intermittierender Diazepam-Prophylaxe. Phenobarbital, Primidon und Valproinat sollen dabei gleich wirksam sein (18), Carbamazepin dagegen ist sicher unwirksam und Phenytoin sehr wahrscheinlich unwirksam (s. auch S. 32).

Grand mal- und Hemi-Grand mal-Anfälle

Die Akut-Therapie von Grand mal-Anfällen mit und ohne fokale Zeichen und von Hemi-Grand mal-Anfällen beziehungsweise Halbseitenkrämpfen unterscheidet sich nicht wesentlich von der bei Fieberkrämpfen mit und ohne fokale Zeichen, abgesehen vom Stellenwert des Phenytoin i.v.:

- Beim laufenden Krampf geben die Eltern oder Angehörigen sofort eine Dosis Diazepam-Mikro-Klisma; für den Arzt ist dies die geeignete Initialtherapie nur, wenn kein prolongierter Anfall vorliegt (6, 10). Bei Versagen der ersten Diazepam-Mikro-Klisma-Gabe können die Angehörigen eine zweite Dosis nach 10 Minuten geben, wenn ärztliche Hilfe nicht eher erreichbar ist.

- Bei prolongiertem Anfall injiziert der Arzt Clonazepam langsam i.v., gleichgültig, ob eine Vorbehandlung mit Diazepam rektal oder Chloralhydrat-Rektiolen erfolgt ist oder nicht. Versagt Clonazepam i.v., ist Phenytoin i.v. 3 – 5 mg/kg als Einzeldosis das Mittel der nächsten Wahl vor Phenobarbital i.v. 0,2 – 0,5 mg/kg (Vorsicht vor lebensbedrohlicher Atemdepression bei Phenobarbital i.v., wenn es sich um einen prolongierten Krampf oder einen Status epilepticus handelt und wenn mit hohen Benzodiazepin-Dosen vortherapiert worden ist!).

- Ist bei der Ankunft des Arztes ein nicht prolongierter Anfall bereits beendet, wird zur Sicherheit ein Diazepam-Mikro-Klisma gegeben. Dann werden die Eltern, falls nicht schon geschehen, in die Handhabung der Diazepam-Rektal-Medikation eingewiesen.

- Hat es sich um einen prolongierten Anfall oder einen Status epilepticus gehandelt, der – mit und ohne rektale Akut-Therapie der Eltern – bei der Ankunft des Arztes bereits beendet ist, muß der Arzt die Entscheidung treffen, ob er in die Klinik einweist, wenn es sich nicht um den ersten prolongierten Anfall, sondern um eine schon bekannte Epilepsie handelt, oder ob er zunächst weitere therapeutische Maßnahmen zurückstellt, wenn die Eltern schon Chloralhydrat oder Diazepam rektal in höherer Dosierung gegeben haben; oder ob er zur Sicherheit ein (zusätzliches) Diazepam-Mikro-Klisma oder eine Clonazepam-Injektion i.m. oder i.v. gibt oder Phenobarbital i.m., z.B. um den Zeitraum für einen länger dauernden Transport in die Klinik sicherer abzudecken.

Partielle Anfälle

Der einzelne dieser kleinen Anfälle, sei er nun einfach-partiell (= elementar-partiell wie Jackson-Anfall oder Adversivkrampf) oder komplex-partiell (= psychomotorischer Anfall), stellt keine behandlungsbedürftige Akut-Situation dar; bei ungewöhnlich prolongiertem Ablauf, als lang anhaltende Serie oder gar als Status besteht zwar keine Notfallsituation, wenn die kleinen Anfälle nicht dazu neigen, zu großen Anfällen zu generalisieren, ist aber eine Indikation zur medikamentösen Durchbrechung gegeben: Diazepam-Mikro-Klisma oder Clonazepam i.v. oder i.m. sind je nach der Schwere Mittel der I. Wahl für den Arzt, erst bei Versagen der Benzodiazepine wird Phenobarbital i.m. oder Phenytoin i.v. eingesetzt. Die in der Resorption unzuverlässigere und eventuell verzögerter wirkende intramuskuläre Gabe hat hier durchaus ihren therapeutischen Platz vor der intravenösen Gabe, da keine Notfallsituation vorliegt. Bei mildem protrahiertem Verlauf eines solchen Anfalls oder einer Anfallserie kann auch zuerst der Versuch einer oralen Akut-Therapie mit Diazepam/Clonazepam gemacht werden, wenn der Patient kooperativ bleibt und schlucken kann.

Tonische Anfälle

Die in ihrer Intensität zwischen absence-artiger „Verdünnung“ und abortivem Grand mal-Anfall sehr stark schwankenden tonischen Anfälle treten in der Regel in Serie auf, bevorzugt im Schlaf, und sind, besonders wenn sie Teil eines Lennox-Syndromes sind, häufig durch die orale Langzeitmedikation schlecht in den Griff zu bekommen und zumindest partiell therapieresistent. Die Schwelle für den Einsatz der Akut-Therapie, ab welcher Anfallszahl und Anfallsintensität innerhalb einer Serie zusätzlich antiepileptisch behandelt wird, muß individuell, auch unter Berücksichtigung der Bindung an den Schlaf und der Gesamtaktivität der Epilepsie festgelegt und mit den Angehörigen besprochen, von Zeit zu Zeit aber auch kritisch überprüft werden, um nicht in eine das Kind nur belastende Übertherapie zu verfallen.

Die therapeutische Besonderheit tonischer Anfälle, besonders solcher, die in Kombination mit myoklonisch-astatischen Anfällen (Lennox-Syndrom) auftreten, auf Benzodiazepine mit Verschlechterung zu reagieren, wurde bereits wiederholt erwähnt. Andererseits kann daraus nicht eine prinzipielle Kontraindikation für eine Akut-Therapie mit Benzodiazepinen abgeleitet werden, denn die Mehrzahl der Patienten zeigt keine Verschlechterung, sondern spricht gut an auf Diazepam oder Clonazepam; auch kann das Kind diese Aktivierbarkeit tonischer Anfälle durch Diazepam/Clonazepam wieder verlieren. Deshalb kann bei einer Serie tonischer Anfälle zunächst der Versuch gemacht werden, mit einem Diazepam-Mikro-Klisma oder – bei besonders schwacher Intensität – mit einer oralen Clonazepam-Gabe die Serie zu kupieren; bei Erfolglosigkeit wird keine zweite Gabe Benzodiazepin, sondern eine Einzeldosis Phenytoin i.v. gegeben. Phenytoin i.v. ist auch das Mittel der I. Wahl dann, wenn durch Benzodiazepine tonische Anfälle provoziert worden sind. Phenytoin i.v. wird, wenn der intravenöse Zugang keine Schwierigkeiten bereitet, dem Phenobarbital i.m. vorgezogen. Versagen all diese Medikamente, wird das Kind in die Klinik eingewiesen, wo dann noch Phenobarbital i.v. eingesetzt werden kann. Der Klinik muß dann auch vorbehalten bleiben, die Diazepam/Clonazepam-Ansprechbarkeit eventuell während eines i.v.-EEG-Versuchs zu prüfen und entsprechende Anweisungen für die Akut-Therapie durch die Eltern und den praktizierenden Arzt auszuarbeiten.

Sonstige kleine Anfälle und (Petit mal-)Staten

Lange Absence-Ketten, kontinuierlicher Absence-Status und klassischer Petit mal-Status, Serien und diskontinuierliche Staten myoklonisch-astatischer und myoklonisch-impulsiver Anfälle und iktogene Dämmerzustände, d.h. Dämmerzustände mit hirnelektrischer Anfallsaktivität, die sich mit Anfallssymptomen wie Myoklonien oder mit Nick-, Sturz- oder tonischen Anfällen z.B. beim Lennox-Syndrom kombinieren können (Status minor), werden akut je nach Tiefe der Bewußtseinsstörung behandelt:

Kann das Kind noch schlucken und ist es kooperativ, wird Diazepam/Clonazepam oral versucht; bei Versagen der oralen Gabe oder bei Schluckunfähigkeit wird Diazepam als Mikro-Klisma oder als Supp. gegeben; auch die intramuskuläre Gabe von Diazepam oder Clonazepam hat hier ihren therapeutischen Platz, denn es handelt sich um keine Notfallsituation; besteht die Möglichkeit der EEG-Ableitung in der Praxis, wird zweckmäßigerweise Diazepam oder Clonazepam i.v. gegeben und der Effekt auch nach dem EEG beurteilt. Diese Akut-Therapie unter EEG-Kontrolle ist besonders wichtig beim erstmaligen Auftreten zur Sicherung der Diagnose und zur Prüfung der Ansprechbarkeit auf Benzodiazepine. Selbstverständlich können diese Benzodiazepine auch in der Praxis ohne EEG intravenös gegeben werden, strebt man einen möglichst prompten Effekt an. Oft reicht dann eine sehr geringe i.v.-Dosis, besonders bei den Petit mal-Staten im engeren Sinne (klassischer Petit mal-Status, Absence-Status, Impulsiv-Petit mal-Status); der Status minor beim Lennox-Syndrom dagegen ist häufiger Benzodiazepin-resistent. Hier droht auch wieder die Gefahr, daß tonische Anfälle aktiviert werden. Gerade deshalb ist die intravenöse Diazepam/Clonazepam-Prüfung unter EEG-Ableitung beim Status minor von so großer Bedeutung; erst nach dieser Prüfung sollten in der Praxis Benzodiazepine beim Status minor eingesetzt werden.

Literatur

(1) Agurell, S., A. Berlin, H. Ferngren, B. Hellström:
Plasma levels of diazepam after parenteral and rectal administration in children. Epilepsia 16 (1975) 277

(2) v. Albert, H. H.:
Die Therapie des Status epilepticus. Neue Entwicklungen: Phenytoin-Schnell-Infusionen. In: A. Opitz, R. Degen (Hrsg.): Anästhesie bei zerebralen Krampfanfällen und Intensivtherapie des Status epilepticus. perimed-Fachbuch-Verlagsges., Erlangen 1980

(3) Breimer, D. D., H. L. M. Cox, J. M. van Rossum:
Relative bioavailability of chloral hydrate after rectal administration of different dosage forms. Pharm. Weekbl. 108 (1973) 1101

(4) Dulac, O., J. Aicardi, E. Rey, G. Olive:
Blood levels of diazepam after single rectal administration in infants and children. J. Pediatr. 93 (1978) 1039

(5) Gamble, J. A. S., J. W. Dundee, R. A. E. Assaf:
Plasma diazepam levels after single dose oral and intramuscular administration. Anaesthesia 30 (1970) 164

(6) Hoppu, K., P. Santavuori:
Diazepam rectal solution for home treatment of acute seizures in children. Acta paediatr. scand. 70 (1981) 369

(7) Johannessen, S. I.:
Diskussion zu Meijer, J. W. A., R. Kalff a.a.O. (16)

(8) Kanto, J., E. Iisalo, L. Kangas, E. Valovirta:
A comparative study on the clinical effects of rectal diazepam and pentobarbital on small children. Relationship between plasma level and effect. Int. J. clin. Pharmacol. Ther. Toxicol. 18/8 (1980) 348
(9) Knudsen, F. U.:
Plasma-diazepam in infants after rectal administration in solution and by suppository. Acta paediatr. scand. 66 (1977) 563
(10) Knudsen, F. U.:
Rectal administration of diazepam in solution in the acute treatment of convulsions in infants and children. Anticonvulsant effect and side effects. Arch. Dis. Child. 54 (1979) 855
(11) Knudsen, F. U.:
Successful intermittent diazepam prophylaxis in febrile convulsions: Preliminary results of a prospective, controlled study. In: M. Dam, L. Gram, J. K. Penry (Hrsg.): Advances in Epileptology: XIIth Epilepsy International Symposium. Raven Press, New York 1981
(12) Knudsen, F. U., S. Vestermark:
Prophylactic diazepam or phenobarbitone in febrile convulsions: a prospective, controlled study. Arch. Dis. Childh. 53 (1978) 660
(13) Krag, B., M. Dam, H. Flachs, A. Würtz-Jørgensen:
Blood level of diazepam (Apozepam®) in adults after rectal administration in solution. In: M. Dam, L. Gram, J. K. Penry (Hrsg.): Advances in Epileptology: XIIth Epilepsy International Symposium. Raven Press, New York 1981
(14) Martinius, J.:
Die Chloralhydrat-Rectiole und ihre Indikation in der Kinderheilkunde. Landarzt 44 (1968) 342
(15) Matsukura, M., A. Migasni, T. Ikeda, I. Matsuda:
Bioavailability of phenobarbital by rectal administration. Pediatr. pharmacol. (1981) 259
(16) Meijer, J. W. A., R. Kalff:
Less usual ways of administering antiepileptic drugs. In: H. Schneider et al. (Hrsg.): Clinical Pharmacology of Antiepileptic Drugs. Springer, Berlin-Heidelberg-New York 1975
(17) Minagawa, K., H. Miura:
Plasma concentrations of diazepam and N-desmethyl-diazepam in infants with febrile convulsions after single rectal administration by suppository and in solution. Brain & Development 3 (1981) 107
(18) Minagawa, K., H. Miura:
Phenobarbital, primidone and sodium valproate in the prophylaxis of febrile convulsions. Brain & Development 3 (1981) 385
(19) Moolenaar, F., S. Bakker, J. Visser, T. Huizinga:
Biopharmaceutics of rectal administration of drugs in man. IX. Comparative biopharmaceutics of diazepam after single rectal, oral, intramuscular and intravenous administration in man. Internat. J. Pharmaceutics 5 (1980) 127
(20) Moolenaar, F., W. Greving, T. Huizinga:
Absorption rate and bioavailability of valproic acid and its sodium salt from rectal dosage forms. Eur. J. Clin. Pharmacol. 17/4 (1980) 309

(21) Munthe-Kaas, A.:
Rectal administration of diazepam: theoretical basis and clinical experience. In: S. J. Johannessen et al. (Hrsg.): Antiepileptic Therapy: Advances in Drug Monitoring. Raven Press, New York 1980
(22) Nelson, K. B., J. H. Ellenberg:
Predictors of epilepsy in children who have experienced febrile seizures. New Engl. J. Med. 295 (1976) 1029
(23) Schmidt, D.:
Behandlung der Epilepsien. Thieme, Stuttgart-New York 1981
(24) Sternowski, H. J., I. Lagenstein: Phenobarbital bei Fieberkrämpfen im Kindesalter. Dtsch. med. Wschr. 106 (1981) 49
(25) Wolf, S. M., A. Forsythe:
Behaviour disturbance, phenobarbital, and febrile seizures. Pediatr. 61 (1978) 728

Soziale und psychische Aspekte bei der Betreuung anfallskranker Kinder

H.-E. Boenigk

Vor die eigenen Füße dicht
ja da sah der Bursche nicht,
also daß ein jeder ruft:
seht den Hans guck in die Luft.

Doch die Fischlein alle drei
schwimmen hurtig gleich herbei,
streckens Köpflein aus der Flut,
lachen, daß man's hören tut,
lachen fort noch lange Zeit,
und die Mappe schwimmt schon weit.

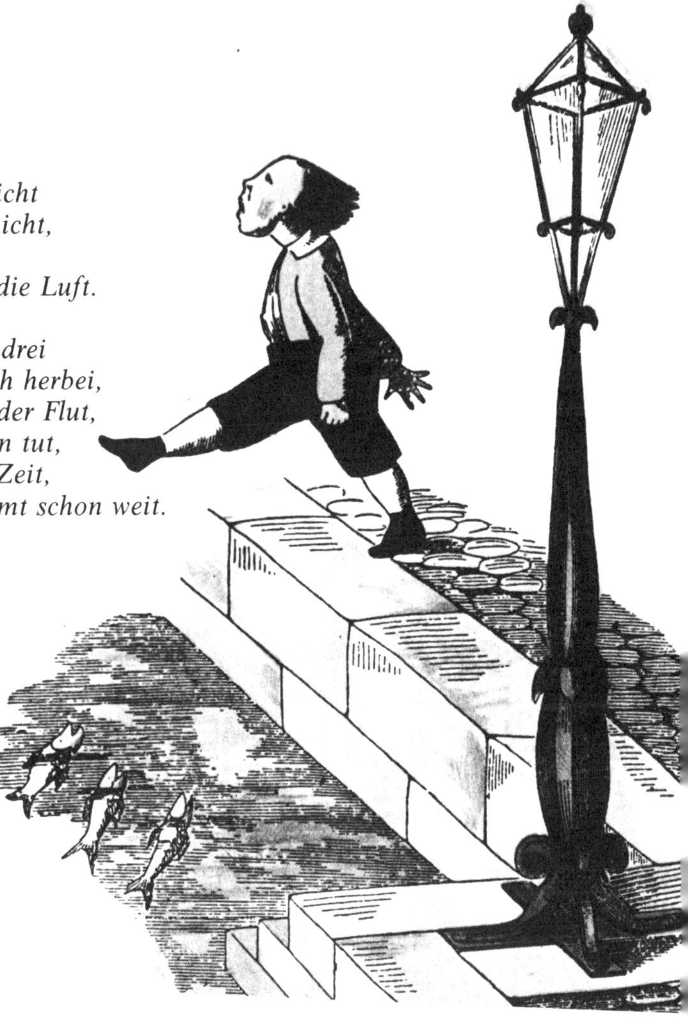

Ob der Verfasser dieser Bildergeschichte vom „Hans guck in die Luft" hier tatsächlich ein Kind mit sogenannten retropulsiven Absencen beschrieben hat, wissen wir nicht. Es wäre aber durchaus denkbar, wenn wir die übrigen Geschichten des Struwwelpeter anschauen und eine Reihe neuropädiatrischer und kinderpsychiatrischer Krankheitsbilder wiederfinden. Es wird noch wahrscheinlicher, wenn wir wissen, daß der Autor der Nervenarzt Dr. Heinrich Hoffmann ist.

Wichtig für unser Thema ist, daß hier nicht nur diese bestimmte Anfallsform gezeigt wird, sondern daß mit Nebenbemerkungen die etwas abfällige Reaktion der Umwelt auf das unerklärliche Verhalten dieses Jungen skizziert wird.

Gesellschaftliche Vorurteile und soziale Diskriminierungen Epilepsiekranker finden sich von Beginn der dokumentierten Geschichte der Epilepsie, sie haben sich bis heute erhalten.

In gleicher Art wie vom GALLUP-Institut in den USA wird regelmäßig auch in der Bundesrepublik Deutschland vom EMNID-Institut Bielefeld eine Meinungsumfrage über die Einstellung der Bevölkerung zur Epilepsie durchgeführt. Die letzten Ergebnisse von 1978 zeigen, daß bei uns zwar 90% schon etwas von der Erkrankung Epilepsie gehört haben, 23% diese aber immer noch für eine Geisteskrankheit halten, ebenso viele einen Kontakt ihrer Kinder mit Anfallskranken verweigern, 20% sich gegen eine Eingliederung in den Arbeits- und Gesellschaftsprozeß von Anfallskranken aussprechen.

Diese Prozentzahlen haben sich in den letzten 13 Jahren zwar deutlich verringert, zeigen aber immer noch erheblich schlechtere Ergebnisse als in den USA.

In einer ausführlichen Stellungnahme hierzu versucht FINKE (1981), diese Ergebnisse zu erläutern. Er bezweifelt die tatsächlichen Resultate, da er einerseits in Übereinstimmung mit anderen Autoren es für möglich hält, daß eine Verschiebung von den Epilepsiekranken zu alternativen Sündenböcken wie Gammlern, Hippies und extrem politischen Gruppierungen stattgefunden hat, andererseits auch bei uns die Neigung, bei solchen Umfragen im Sinne einer sozialen Erwünschtheit zu reagieren, stärker ausgeprägt sein könnte als noch vor 10 Jahren.

Die geschilderten bestehenden Vorurteile bedingen weitgehend die Reaktion des sozialen Umfeldes des Kindes auf das Phänomen Epilepsie bzw. epileptische Anfälle. Fremde, Nachbarn und Freunde reagieren mit unangenehmer Neugier, übertriebenem Mitleid, verstecktem Rückzug bis zu offener Ablehnung. Das Kind und seine Familie verlieren soziale Kontakte und werden in die gesellschaftliche Isolation geschoben. Aus Unsicherheit im Umgang mit Behinderten bzw. Anfallskranken und sich hieraus entwickelnder kompensatorischer Ablehnung des anderen, des anders Seienden ergeben sich vielfältige Probleme, die das normale soziale Miteinander erheblich stören.

Lieblingsschimpfworte an unseren Schulen wie „Epi“ und „Spasti“ geben ein beredtes Zeugnis für die undifferenzierte und unreflektierte Haltung gegenüber solchen Randgruppen unserer Gesellschaft mit automatischer Übertragung dieser Haltung an unsere Kinder. Dieses Verhalten kennzeichnet die Situation in der Gruppe, in Kindergarten und Schule. Die darüber hinaus relevante häufig nur scheinbare Akzeptanz des Lehrers mit hieraus resultierender Überfürsorge, falschem Mitleid, Mitdurchschleppen bei Unterforderung räumt dem epilepsiekranken Kind automatisch eine Sonderposition ein. Gleichzeitig wird es durch Verbot von Sport und Schwimmen, durch Ausschließen von Schulausflügen und Klassenreisen, durch Erzwingen unnötiger Nachschlafphasen bei jedem Anfall, durch Notfallmaßnahmen mit Akuttransporten in die nächste Kinderklinik automatisch in eine Sonderrolle gedrängt, die wiederum zur Ablehnung durch die Klassenkameraden führt.

Diese durch Unwissen und Angst geprägte Ablehnung führt nicht selten zum Versuch der Umschulung oder Ausschulung, die durch manchmal ebenso inkompetente Kollegen der Gesundheitsämter noch unnötig unterstützt wird. Schließlich zeigt sich die Hilflosigkeit vieler unserer Lehrer und ihrer unkritischen Entscheidungen dadurch, daß sie Verantwortung und Aufsichtspflicht unter Zuhilfenahme entsprechender Schulgesetze vorschieben.

Solange der Begriff Epilepsie mit so viel Vor- und Fehlurteilen besonders hinsichtlich Begleitumständen und Prognose besetzt ist, kann man sich vorstellen, wie diese Diagnose Eltern treffen muß, die damit erstmals im Rahmen der Erkrankung eines ihrer Kinder konfrontiert werden.

Wenn – wie heute immer noch weit verbreitet – geglaubt wird, Epilepsie führe unweigerlich zum fortschreitenden Abbau, zur Persönlichkeitszerstörung, kann man sich die Sorge von Eltern vorstellen. In diesem Zusammenhang müssen wir aus heutiger Sicht massive Kritik üben an Publikationen für Laien und Fachleute, die auch noch in jüngster Zeit diese Vorurteile verstärken. Es sei exemplarisch genannt das Referat von LUTZ (1972), der „den Abbau der elementaren und zusammengesetzten Funktionen, die Charakterverformung, den Persönlichkeitszerfall in schweren Fällen bis zur Stufe der Idiotie“ fürchtet. Unkritisch verallgemeinernd spricht er von „Verlangsamung, Umständlichkeit des Denkens, Unfähigkeit zum konzisen Ausdruck, Verlust der freien Lebendigkeit im Umgang mit der Gedankenwelt und hieraus resultierendem schemahaftem, perseverierendem und schwer eingeengtem Denken“. Er spricht von Problemen der Eltern und fragt: „Wie sind zum Beispiel die Verstimmungen des Kindes zu begleiten? Bekanntlich sind diese allen Erziehungsmaßnahmen gegenüber völlig refraktär; sie verlangen in erster Linie weitestgehende Reizausschaltung, nicht selten Isolierung.“

Dies Zitat spricht für sich und mag genügen für eine Fülle ähnlicher Auskünfte von Fachleuten aus der Literatur der letzten Jahre.

Ist es verwunderlich, wenn Verhalten von Eltern und Leben in der ganzen Familie vom Moment der Diagnosestellung an durch das Phänomen Angst geprägt werden: Angst vor dem Anfall, Angst vor seinen Folgen, Angst vor der sozialen Diskrimination. Gleichzeitig wird nach dem „Warum" gefragt: Warum gerade wir? Warum ist unser Kind krank? Es beginnt die Suche nach der Ursache, nach einer Erklärung. Die Folgen sind Selbstvorwürfe, versteckte oder offene Vorwürfe anderen, besonders dem Partner gegenüber, Schuldgefühle. Schuldgefühle wiederum beeinflussen die Haltung gegenüber dem, der sie ursächlich hervorruft, dem anfallskranken Kind selbst. Offen oder versteckt resultiert eine ablehnende Haltung dem Kind gegenüber, die sich auch in dem Phänomen der Überfürsorge und Überbehütung ausdrükken kann.

Ein Beispiel für ein solches Konfliktfeld gibt der Bericht einer Mutter, Frau KORAN-SCHMID, aus der Schrift „Das epilepsiekranke Kind": „Eine Mutter neigt dazu, ein solches Kind zu verzärteln, zu verwöhnen, ihm jegliche Frustration zu ersparen. Immer wieder ertappt sie sich dabei, daß sie dieses Kind auch ablehnt, nicht das Kind an sich, sondern die große Aufgabe, die Verantwortung, deren Übernahme von ihr gefordert werden. Diese gegensätzlichen Gefühle stürzen eine Mutter oft in tiefe Depressionen, aus denen sie kaum mehr herausfindet und die es ihr verunmöglichen, ihr Kind auf natürliche Weise anzunehmen, so wie es ist. Dies wiederum kann beim Kind schwere reaktive Störungen psychischer Natur zur Folge haben, da es sich nicht akzeptiert fühlt. Es reagiert mit Aggressionen, Resignation oder Depression. Seine Verhaltensstörungen verstärken sich und beeinflussen wiederum das Verhalten der übrigen Familienmitglieder. Dies kann schließlich zu einem Circulus vitiosus führen, der ein normales Familienleben verunmöglicht. Spannungen und Konflikte zwischen den Ehepartnern, die durch die schwierigen Umstände vielleicht noch aktiviert werden, machen die Sache noch schlimmer. Das Gleichgewicht innerhalb der Familie kann auf das Schwerste gestört werden!"

Dies Beispiel zeigt, wie rasch ein vorher normales Familiengefüge in außerordentliche Schwierigkeiten gedrängt wird. Bezeichnend für die Situation ist auch in dem angeführten Zitat, daß unter der Kapitelüberschrift „Eltern berichten" und auch in anderen Referaten dieser Reihe vorwiegend von der Mutter gesprochen wird. Ihr kommt ein Hauptanteil der Verantwortung und der Last zu, sie wird häufig vom Partner im Stich gelassen, der sich in die berufliche Karriere oder in sein Hobby flüchten kann. Angst und Schuldgefühle prägen den Umgang der Mutter mit ihrem Kind.

RETT (1976) erfuhr in einer Studie auf der Grundlage einer Befragung von 800 Familien mit anfallskranken Kindern, daß 63% der Kinder im Ehebett schlafen, von diesen 90% im Ehebett mit der Mutter, 19% im Schlafzimmer der Eltern im eigenen Bett und nur 18% der anfallskranken Kinder im eigenen Kinderzimmer. Von den 63% der im Ehebett Schlafenden waren mehr als die Hälfte bereits älter als 10 Jahre, was sehr deutlich zeigt, daß sich diese Kinder den Platz im Ehebett bereits gesichert haben.

Wer wundert sich hier, daß durch ein solches Phänomen gleichzeitig Partnerschaftsprobleme wiederum verschärft werden? Aus diesem komplizierten Gefüge entwickelt sich nicht selten eine unauflösbare pathologische Symbiose in der Mutter-Kind-Beziehung, das Kind wird zum fast allein bestimmenden Überich der Mutter. Es nimmt in einem kaum durchschaubaren Geflecht neurotischer Familienbeziehungen die dominierende Rolle ein, wobei betont werden muß, daß im Prinzip in Familien mit einem epileptischen Kind keine anderen Probleme als in Normalfamilien bestehen, lediglich die Epilepsie als Katalysator wirkt und die Familienprobleme oder Partnerschaftsprobleme im Sinne einer verschärften Kollision eher eskalieren läßt und sichtbar macht.

Das Kind wird hierbei von Eltern aus Selbstschutz definiert als Problembringer, ist aber bei genauer Betrachtung nichts weiter als ein Problemabsorber.

Die Geschwister leiden unter der verstärkten oder fast ausschließlichen Zuwendung der Mutter zu ihrem kranken Bruder oder zu ihrer kranken Schwester und entwickeln ihrerseits oft schwere reaktive Verhaltensstörungen.

Ein Vater antwortete kürzlich auf die Frage, ob er denn glaube, die Probleme der Familie könnten sich auflösen, wenn das Kind ins Heim käme, nach einigem Nachdenken: „Ich glaube nicht, ich denke, dann wird alles nur noch schlimmer."

In der Tat ist es nach unseren Erfahrungen so, daß das kranke Kind oft ein kompliziertes neurotisch gefärbtes Familiengeflecht zusammenhält, das nach Herausnahme des angeblichen Problembringers zusammenbricht. Hier wird deutlich, daß für die Eltern über Jahre das behinderte Kind eine Art Alibifunktion für eigene Partnerschaftsprobleme gehabt hat. Pflege und Versorgung fallen gleichzeitig als Alibi für den Fortbestand der pathologischen Familienkonstellation weg.

Auswirkungen dieser gestörten Konstellation für das Kind selbst sollen zwei kasuistische Betrachtungen verdeutlichen:

Achim, ein 1963 geborener Junge, erkrankte im 6. Lebensjahr mit einer Absence-Epilepsie, die außerordentlich schwierig medikamentös einzustellen war. Er wurde aufgrund von häufigen Absencen nach Einschulung sofort in eine Sonderschule für geistig behinderte Kinder umgeschult und bei seinem guten Intelligenzpotential entsprechend absolut unterfordert. Erst 3 1/2 Jahre später kam er auf eine Körperbehindertenschule, die auf sein Leistungsvermögen besser einging, hier machte er rasche Fortschritte und lernt heute sogar Englisch.

Achims Mutter ist seit ihrer Jugend ebenfalls anfallskrank, sie hatte während der Schwangerschaft große Anfälle, erlitt einen besonders schweren Anfall unter der Geburt. Die Eltern entstammen beide unteren sozialen Schichten.

Mit Beginn der Erkrankung des Jungen, die besonders den Vater in seinem männlichen Stolz verletzte, entwickelten sich bei der Mutter schwerste Schuldgefühle, die vom Vater offen und brutal verstärkt wurden. Die Mutter flüchtete sich in eine massiv überprotektive Haltung dem Jungen gegenüber, nahm diesem alles ab, machte somit eine Entwicklung zur Selbständigkeit teilweise unmöglich, schützte den Jungen vor den extrem kontrovers bestehenden autoritären Erziehungspraktiken des Vaters. Achim nutzte seine Sonderstellung der Mutter gegenüber rücksichtslos aus, ging mit ihr – das Beispiel des Vaters nachahmend – in ruppig-aggressiv-autoritärer Weise um. Er übertrug dieses Verhalten auf Nachbarschaft, Umgebung und Schule, was ihn hier wiederum in eine Außenseiterposition drängte und Schule und außerfamiliäre Erziehung sehr schwierig machte. Der Vater flüchtete in den Alkoholismus, die Mutter litt unter schweren Depressionen.

Der vorsichtige Versuch, das pathologische Gefüge etwas offenzumachen, um auf dieser Basis zu einer Änderung der Haltung der Eltern beizutragen, mißlang, zumal die Eltern nicht einsahen, daß zunächst sie selbst mehr als ihr Junge therapiebedürftig waren.

Eine weitere Kasuistik mag die Entwicklung eines Kindes mit Epilepsie bis hin zum Auftreten psychogener Anfälle verdeutlichen:

Guido, 1963 geboren, erlitt erstmals nach unauffälliger Schwangerschaft, Geburt und frühkindlicher Entwicklung im Alter von 9 Monaten einen generalisierten tonisch-klonischen Krampfanfall im Rahmen eines fieberhaften Infektes, in der Folge weitere afebrile Grand mal-Anfälle in unregelmäßigen Abständen. Daneben bestanden anfallsartige Zustände mit olfaktorischen und gustatorischen Sensationen, der Junge klagte über unangenehme, teils nicht beschreibbare Gefühle und sagte häufig: „Der Geruch kommt." Eine antikonvulsive Einstellung auf Primidon erfolgte erst im Alter von 7 Jahren nach einem besonders schweren Grand mal, anschließend bestand Anfallsfreiheit.

In der Folge brachte die Mutter des Jungen jede Äußerung über Unwohlsein in Zusammenhang mit dem diagnostizierten Anfallsleiden und reagierte mit erheblicher Rücksicht und betonter Zuwendung. Seit dieser Zeit zeigte Guido zunehmend Zustände, die er als Anfälle bezeichnete, bei denen er auf Ansprache aber nicht nur reagierte, sondern sogar erklärend Stellung nahm und das Verhalten der Umgebung reflektierte und kritisierte. Teilweise beschrieb er olfaktorische und gustatorische Empfindungen, konnte aber keine exakten Angaben dazu machen, gab später zu, dies oft gesagt zu haben, wenn ihm nichts Anderes eingefallen sei. Diese Zustände traten vermehrt in Belastungssituationen auf und bei Gelegenheiten, bei denen Guido einen Mangel an Zuwendung zu empfinden schien. Zu uns kam der Junge im Alter von 12½ Jahren, auch wir sahen die von den Eltern beschriebenen Zustände in nicht mehr zählbarer Frequenz. Neurologisch waren keine besonderen Abweichungen zu erheben, in hirnelektrischen Untersuchungen sahen wir eine schon vorher bekannte diskrete Herdstörung links temporal mit Einlagerung steilerer Potentiale.

Auf den von uns im Verlauf der stationären Beobachtung eingesetzten Zuwendungsentzug bei den beschriebenen anfallsartigen Zuständen reagierte Guido mit anderen Anfallsphänomenen in Form von unkoordinierten Myoklonien der Extremitäten. Er äußerte sich unzufrieden darüber, daß die Anfälle der anderen Kinder auf der Station weit mehr Beachtung fanden als seine. Durch weitere konsequente Nichtbeachtung und positive Zuwendung im Intervall gelang es, seine Anfälle zum Verschwinden zu bringen. An der sicher zu Recht bestehenden antiepileptischen Medikation mit Primidon und Carbamazepin haben wir nichts geändert.

In der ausführlichen psychologischen Untersuchung stellte sich Guido als ein äußerst empfindsamer Junge dar. Auf sensible Reize war er übermäßig ansprechbar. Auf Spielmaterial oder Szeno-Test-Material ging er gar nicht ein oder benutzte es nur in einer formalisierten unemotionalen Weise. In verschiedenen projektiven Verfahren zeigten sich Durchbrüche von Angst bei dem gleichzeitigen Versuch, dieser durch Rationalisierungen und Ausweichen in Formalismen Herr zu werden. Angst schlug zeitweilig um in Aggressivität. In sozialen Konfliktsituationen reagierte der Junge häufig mit rigid-aggressiver Selbstbehauptung, die auch wiederum auffällig abrupt umschlagen konnte in Nachgiebigkeit. Sein Kontaktverhalten war gekennzeichnet durch einen Wechsel von gehemmtem Rückzug und aggressiv gefärbtem Annäherungsverhalten.

In Gesprächen mit Guidos Eltern wurde deutlich, daß der Junge sehr widersprüchlichen Erziehungsmaßnahmen ausgesetzt war. Die Mutter bedauerte ihn wegen der Anfälle, verwöhnte ihn und nahm ihn bei Konflikten mit dem Vater in Schutz. Der Vater kümmerte sich in zwiespältiger Weise um ihn: er schämte sich, daß der Junge anders ist als andere, und ging deshalb sooft wie möglich mit ihm in Gegenden, wo die Familie unbekannt war, unterstützte damit massiv Guidos schon bestehende Kontaktschwäche. Sowohl die Überbehütung der Mutter als auch die Zuwendung des Vaters haben für Guido sehr sublime Schattenseiten gehabt. Er hat niemals gelernt, sich mit Gleichaltrigen auseinanderzusetzen, reagierte diesen gegenüber auffällig selbstbezogen und völlig uneinfühlsam. Zuwendung hat er vornehmlich im Zusammenhang mit seiner Rolle als bedauernswertes krankes Kind bekommen, Aktivität und Ausdruck von Ichstärke wurden kaum unterstützt, so konnte er die Rolle des Behinderten erheblich ausbauen. Die Anfälle standen bei ihm deutlich im Dienst eines pathologischen Kontaktverhaltens und wurden unbewußt eingesetzt unter dem Aspekt des von RABE (1970) geprägten Begriffs der Beweisnot.

Es soll hier nicht theoretisch ausführlich auf das Problem der Entstehung psychogener Anfälle bei Kindern mit Epilepsie eingegangen werden. Das gleichzeitige Auftreten epileptischer und psychogener Anfälle ist allerdings ein nicht ganz seltenes Phänomen, wie zum Beispiel KRUSE (1979), FREUDENBERG (1979) und SCHERNUS (1979) zeigen konnten.

Betont sei nochmals, daß nicht – wie vielfach angenommen und literaturmäßig verbreitet – die Verhaltensprobleme epileptischer Kinder einzig und allein zurückzuführen sind auf die Epilepsie bzw. die ihr zugrundeliegende Hirnschädigung. Wir müssen uns hüten, Verhaltensauffälligkeiten unserer Kinder in die beiden früher auch relativ unkritisch benutzten Schubladen „enechetisches Syndrom" oder „hyperkinetisches Syndrom" zu schieben. Wir müssen uns immer wieder darüber im klaren sein, daß es vorwiegend die Reaktion der Umwelt ist, die das Verhalten und die Sozialkarriere der Kinder entscheidend prägt. Das Kind lernt nur durch die Brille der Umwelt, seine eigene Erkrankung zu sehen und reagiert dementsprechend. Auf der Basis eines psychoorganischen Syndroms entwickelt sich nur allzu häufig ein schwerer neurotischer Überbau, der nicht verkannt werden und so zu therapeutischer Resignation führen darf.

Was resultiert hieraus für den Pädiater im Umgang mit epilepsiekranken Kindern und ihren Familien? Wegen der besonders hohen Zahl von Neuerkrankungen an Epilepsien im Kindesalter sind gerade die Kinderärzte aufgerufen, möglichst viel über eine so ernstzunehmende Erkrankung zu wissen und frühzeitig zu exakter Diagnosestellung und regelrechter Behandlung beizutragen. Die exakte Kenntnis auch der möglichen begleitenden psychosozialen Komplikationen muß unser Handeln in Diagnostik und Therapie bestimmen. Neben der sorgfältigen Epilepsiediagnose bedarf es einer noch sorgfältigeren Diagnostik, um begleitende psychosoziale Probleme aufzudecken, sie einer Behandlung zuzuführen oder sie im Ansatz zu verhindern. Mit einer rein medizinischen Aufklärung für Eltern ist es nicht getan. Diese allein hilft bei Schwierigkeiten im Alltag kaum weiter. In der oben schon zitierten Schrift „Das epilepsiekranke Kind" betont eine andere Mutter, Frau Gudrun CARL: „Vielleicht steckt doch in unserem Verhältnis zwischen Arzt und Patient oft noch ein alter Fehler, der das Maß an Diskussion und echter Partnerschaft nicht aufkommen läßt, das gerade die Patienten so dringend brauchen, die lange oder immer krank sein werden." Dieser Satz formuliert das Bedürfnis nach Partnerschaft zwischen Arzt und Betroffenen. Noch schärfer formuliert wird dieses Defizit auch in der kürzlich erschienenen Publikation „Kopfkorrektur" von ALY, ALY und TUMLER (1981). Nach RETT (1980) ist die Basis für eine solche Partnerschaft eine unabdingbare Informationspflicht und somit eine primär psychosoziale Funktion. Erst in Erfüllung dieser Aufgabe kann der Arzt eine medikamentöse Therapie einleiten, die Voraussetzung für einen weiter günstigen Verlauf ist. Störungen in dem System Arzt-Eltern-Beziehung führen zu Mißtrauen, zu Uneinsichtigkeiten mit dem bekannten Phänomen von non-compliance oder Ausweichtendenzen der Eltern mit häufigem Arztwechsel oder auch Aufsuchen von Personen, die ihre obskuren Behandlungsmethoden an den Mann bringen können.

Um dies zu verhindern, bedarf es weit mehr als einer rein medikamentösen und in dieser Beziehung kontrollierten Therapie. Wie KRUSE (1972) betont, „ist es im Idealfall erforderlich, sich bei jedem Kind am Behandlungsbeginn und wiederholt im Verlauf ein vollständiges Bild seiner psychischen Struktur und seines Milieus zu machen und die komplizierten Zusammenhänge und gegenseitigen Abhängigkeiten zwischen Intelligenzstörung und Verhaltensstörung, sowohl endogen hirnorganischer wie medikamentöser und psychoreaktiver Art, aufzuhellen". Diese Arbeitsweise im Sinne einer umfassenden Betreuung setzt allerdings eine enge Zusammenarbeit verschiedener Fachdienste voraus. Der in der Praxis tätige Arzt ist dabei das wichtigste Bindeglied zwischen den verschiedenen Disziplinen und muß die notwendigen Aktivitäten koordinieren.

Wir konnten in einer statistischen Studie über unser Klientel 1980 zeigen, daß sich hinsichtlich der medikamentösen Versorgung unserer anfallskranken Kinder in den letzten fünf Jahren vieles verbessert hat, gleichzeitig aber die notwendigen psychosozialen Maßnahmen mit der Verbesserung der medikamentösen Therapie nicht Schritt gehalten haben. Die immer höher werdenden Anteile von Kindern mit Verhaltensstörungen, die in unsere Heime eingewiesen werden, zeigen, daß hinsichtlich einer adäquaten psychosozialen Betreuung im Sinne echter Prävention noch zuwenig getan wird. Ein während der Fortbildungsveranstaltung in Düsseldorf erlebtes Ereignis mag hier noch etwas verdeutlichen: Eine frühere Mitarbeiterin berichtete, daß ein Kollege auf der Fahrt zu dieser Veranstaltung gemeint habe: „Den letzten Vortrag von diesem Sozialarbeiter aus Bethel können wir uns doch wohl schenken, oder?"

Eine solche Aussage zeigt das Maß an Bereitschaft, sich mit psychischen und sozialen Begleitproblemen epileptischer Kinder auseinanderzusetzen und hier mit einzugreifen.

Kinderärzte sind aufgerufen, die Weichensteller einer erheblich verbesserten Versorgung zu sein. Wir müssen verstehen, daß wir nur im Verbund mit anderen Fachdisziplinen auf partnerschaftlicher Basis dem Kind mit Epilepsie adäquat helfen können. Nur so können wir dazu beitragen, daß die Zahl von jetzt etwa 0,3‰ (JANZ 1979) von anstaltsbedürftigen Menschen verringert werden kann, die ja nicht nur der Epilepsie wegen dauerhospitalisiert werden müssen. Wir müssen es uns nach MARTINIUS (1980) gefallen lassen, daß unsere Arbeit auch an jenem Erfolg gemessen wird, mit dem wir die gesellschaftliche Integration Anfallskranker fördern und erreichen. Integration heißt aber hier nicht nur Therapie und Förderung mit dem Ziel von

„Normalisierung" aus dem Blickwinkel Nichtbehinderter. Integration heißt hier auch Akzeptanz dessen, was für diese uns anvertrauten Kinder an Leben mit den Einschränkungen durch ihre Behinderung möglich ist.

Unsere Aufgabenstellung beschreibt schon 1953 LENNOX umfassend mit dem Satz: „The good physician is concerned not only with turbulent brain waves but with disturbed emotions and with social injustice, for the epileptic is not just a nerve-muscle preparation; he is a person, in health an integrated combination of the physical, the mental, the social and the spiritual. Disruption of any part can cause or aggravate illness."

Literatur

Aly, M., Aly, G., Tumler, M.:
Kopfkorrektur. Rotbuch Verlag, Berlin 1981.

Boenigk, H.-E., Schernus, R., Krähling-Wolters, H., Christiansen, V.:
Veränderung des Klientels der klinischen Kinderabteilung eines Epilepsie-Zentrums während der letzten 5 Jahre. In: Remschmidt, H., Rentz, R., Jungmann, J. (Hrsg.): Epilepsie 1980, Thieme, Stuttgart 1981.

Carl, G.:
Eltern berichten. In: Mattmüller-Frick (Hrsg.): Das epilepsiekranke Kind, Schriftenreihe Erziehung und Unterricht, 39 – 47, Haupt, Bern 1975.

Finke, M.:
Die Einstellung der Bevölkerung der Bundesrepublik Deutschland zur Epilepsie. Umfrageergebnisse 1967 – 1978. Nervenarzt 52, 581 – 584, 1981.

Freudenberg, D.: Psychosoziale Therapie bei Kindern mit epileptischen und hysterischen Anfällen. In: Doose, H. und Groß-Selbeck, G. (Hrsg.): Epilepsie 1978, Thieme, Stuttgart 1979.

Hoffmann, H.:
Der Struwwelpeter. Loewes Verlag Ferdinand Carl, Frankfurt 1847.

Janz, D.:
Epidemiologie und Klassifikation von Epilepsien und epileptischen Anfällen. akt. neurol. *6,* 189 – 196, 1979.

Koran-Schmid, D.:
Eltern berichten. In: Mattmüller-Frick (Hrsg.): Das epilepsiekranke Kind, Schriftenreihe Erziehung und Unterricht, 31 – 38, Haupt, Bern 1975.

Kruse, R.:
Epilepsietherapie im Kindesalter. In: E. Rossi (Hrsg.): Epilepsie im Kindesalter, Pädiat. Fortbildk. Praxis, vol. 26, 2. Aufl. 90 – 117, Karger, Basel 1972.

Kruse, R.:
Die Kombination hysterischer und epileptischer Anfälle im Kindes- und Jugendalter. In: Doose, H. und Groß-Selbeck, G. (Hrsg.): Epilepsie 1978, Thieme, Stuttgart 1979.

Lennox, W. G., and Markham, C. H.:
The sociopsychological treatment of epilepsy. J. Am. med. Ass. *152,* 1690 – 1694, 1953.
Lutz, J.:
Psychiatrische Aspekte der kindlichen Epilepsie. In: E. Rossi (Hrsg.): Epilepsie im Kindesalter, Pädiat. Fortbildk. Praxis, vol. 26, 2. Aufl., 81 – 85, Karger, Basel 1972.
Martinius, J.:
Epilepsie, gesellschaftliche und ärztliche Vorurteile heute. Mschr. Kinderheilk. *128,* 346 – 348, 1980.
Rabe, F.:
Die Kombination hysterischer und epileptischer Anfälle. Springer, Berlin 1970.
Rett, A.:
Das Anfalls-Kind in Familie und Schule. Mschr. Kinderheilk. *128,* 365 – 369, 1980.
Schernus, R., Boenigk, H.-E.:
Psychogene Anfälle bei Kindern mit Epilepsie. In: Doose, H. und Groß-Selbeck, G.(Hrsg.): Epilepsie 1978, 137 – 147, Thieme, Stuttgart 1979.

Sachwortverzeichnis